面部密码

肉毒毒素注射手册

btxa
Botulinum NeuroToxin Academy
肉毒毒素在线

Botulinum Neurotoxin Injection Mannual

FACIAL CODES

主　编　胡兴越　孙　燚　骆　叶

副主编　曹思佳　蔡华英　王　莉　陈　寅

李　倩　朱全超

插　图　骆　叶　杨　智

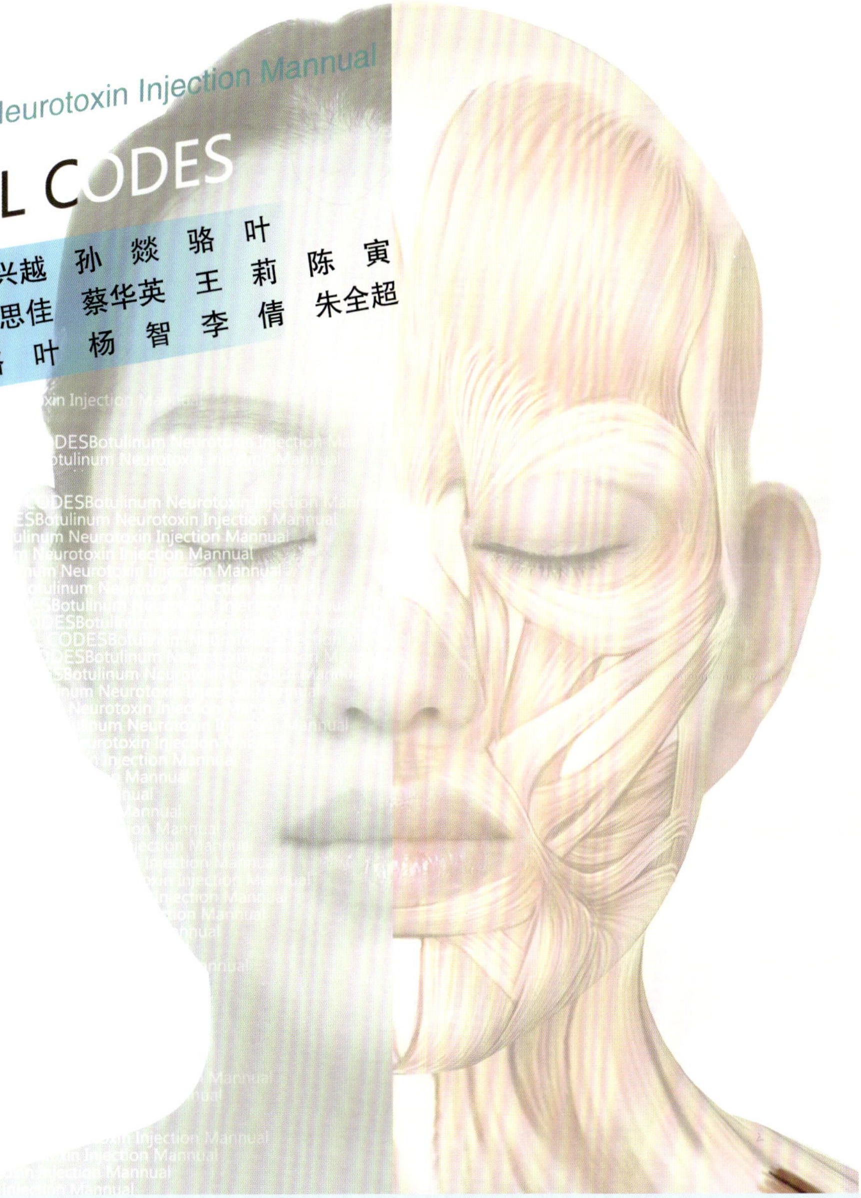

辽宁科学技术出版社

·沈阳·

图书在版编目（CIP）数据

面部密码 肉毒毒素注射手册／胡兴越，孙燚，骆叶主编. —沈阳：辽宁科学技术出版社，2017.8（2024.7 重印）
ISBN978-7-5591-0058-0

Ⅰ. ①面… Ⅱ. ①胡… ②孙… ③骆… Ⅲ. ①肉毒毒素—注射—手册 Ⅳ. ①R996.1-62

中国版本图书馆CIP数据核字（2016）第312237号

出版发行：辽宁科学技术出版社
（地址：沈阳市和平区十一纬路25号 邮编：110003）
印 刷 者：辽宁鼎籍数码科技有限公司
经 销 者：各地新华书店
幅面尺寸：185 mm × 260 mm
印　　张：11
插　　页：4
字　　数：200 千字
出版时间：2017 年 2 月第 1 版
印刷时间：2024 年 7 月第 5 次印刷
责任编辑：凌　敏
封面设计：袁　舒
版式设计：袁　舒
责任校对：尹　昭

书　　号：ISBN 978-7-5591-0058-0
定　　价：128.00元

投稿热线：024-23284363
邮购热线：024-23284502
邮　　箱：lingmin19@163.com

编委会名单

主　　编：	胡兴越	孙　燚	骆　叶		
副 主 编：	曹思佳	蔡华英	王　莉	陈　寅	
插　　图：	骆　叶	杨　智	李　倩	朱全超	
参编人员：	吴　涛	孙　毅	朱　超	吴慧玲	倪　洁
	姜方震	靳令经	李建华	刘　蓉	刘　磊
	樊　媛	金晓兰	叶　晔	胡轶骅	宋海新
	薛重科	刘　迪	王思璟	钱　欢	兰志勇
	李铁山	潘有贵	潘　蕾	刘务朝	周蓉蓉
	张建民	李　放	方　洁	丁　选	张玉芳
	徐广明	吴　强	王琳娜	张安静	李海峰
	张旭东	张小龙	彭于宾	潘丽珍	郭毓琪
	刘　丛	彭贤礼	杨卫新	朱红军	应军锋
	刘　爽	邢秀娟	谢　杰	李彬彬	

序言 1

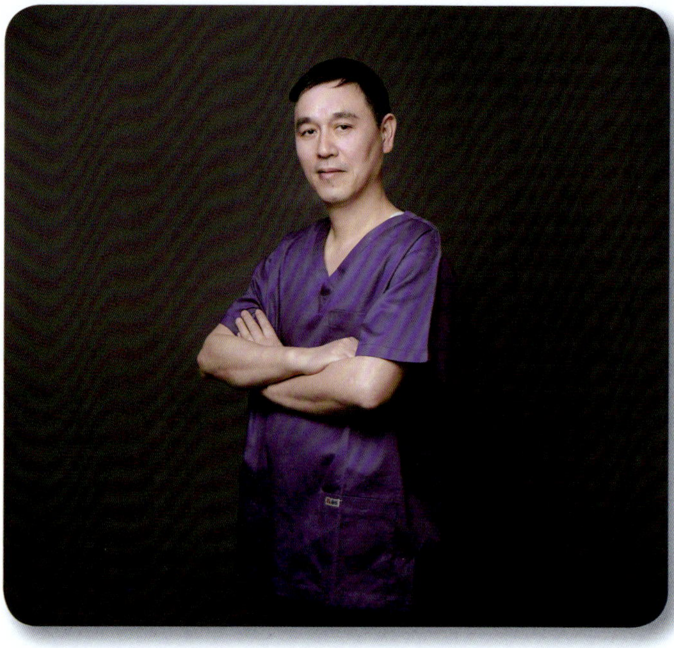

肉毒毒素是一种强毒性的微生物毒素，经历了由致死性食物中毒毒素、罪恶的生物武器后华丽转身，成为神奇的治疗药物。1989 年，美国 FDA 正式批准 A 型肉毒毒素（保妥适®）为临床新药，1993 年，我国有同类产品问世（衡力®），至今，全球已有 13 种以上不同的肉毒毒素制剂获批用于临床应用和临床试验中。由于其独特性和不断被认识的作用机制、立竿见影的临床疗效、可逆可控的毒副作用，得到临床同仁的广泛认同，从而持续不断地应用于临床，并在不断地发掘其适应证。肉毒毒素可有效缓解局限性肌肉过度活动性疾病，如局灶性肌张力障碍、抽动症及其他原因所致的肌肉痉挛；自主神经功能亢进性疾病，如多汗、多涎、鼻溢液；局部的疼痛性疾病，如慢

性偏头痛、网球肘；近期还有可用于抑郁症的辅助治疗的相关报道。目前应用领域涉及神经、康复、泌尿、皮肤、整形、疼痛、消化、耳鼻喉、眼、精神等领域，已获批 29 个临床适应证，开展 60 余种疾病的治疗。

肉毒毒素的临床应用广泛，由于治疗的疾病种类不同、患者有个体差异、不同肉毒毒素制剂也有差异，因此如何提高疗效，避免或减少毒副作用至关重要。局部肉毒毒素注射技术是一门艺术，需要规范，需要不断地总结提高操作技巧。包括正确诊断疾病，判断疾病的严重程度和功能影响，建立良好的医患沟通，准确注射靶部位（如肌肉、腺体等），选择合适的毒素制剂和剂量及精准的注射技巧。

为满足临床医师学习肉毒毒素注射治疗的相关知识和注射技术，作者参考国内外相关专著及文献，结合各自长期肉毒毒素应用的经验和体会，为初学者和有一定基础的医务人员提供一本简明、实用的操作手册。该书强调正确地诊断和定位，选择合适的肉毒毒素和剂量及精准的注射技巧。特点为图文并茂、通俗易懂、简明实用。由于知识、经验及时间的局限性，难免有疏忽和不当之处，恳切希望广大读者批评指正。

胡兴越

序言 2

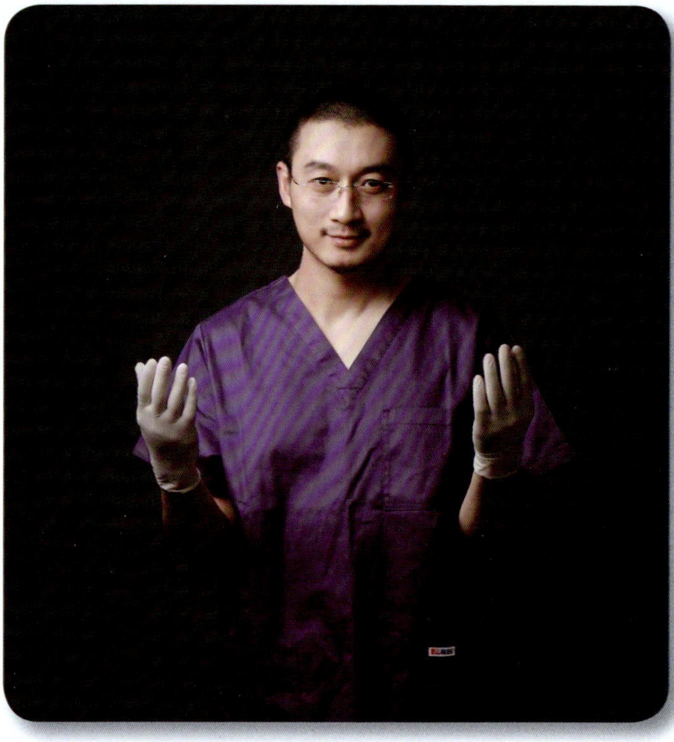

我从事整形美容外科专业，至今已有十余年。在这些年的职业经历中，我积累了一些自己的体会和经验，其中，肉毒毒素注射是构成我职业生涯的非常重要的一部分。在对肉毒毒素的逐渐了解和使用中，我觉得它几乎就是“万能”的。肉毒毒素不仅可以用于面部年轻化治疗、形体的雕塑、肌肉痉挛的治疗，还可以用于运动功能的康复等。肉毒毒素适用的领域包括整形美容科、胃肠外科、泌尿外科、康复科、神经内科等诸多专业。虽然肉毒毒素应用于医疗领域已有数十年的历史，但我们仍需不断深入地研究肉毒毒素，对

它的应用也需要不断地探索，相应的治疗剂量、治疗方法更是要不断地更新。它的应用，其实还有很多可以继续发展的前景，远远不止目前的范畴。

在日常的应用中，我们发现，以往的一些注射方式，经改进后，会达到更好的治疗效果，可以更有效地减少不良反应的发生。另外，不同人种，对肉毒毒素的反应也会不一样，国外教科书上的参考数据，可能并不适用于中国人。因此，写一本适合中国人的、深入浅出的、有较高临床应用价值的指导用书是很有必要的。

这次由胡兴越教授牵头，汇聚了国内多位医疗美容科、神经内科、康复科的专家，并且在美术领域的各位艺术家的倾情协助下，共同完成了这本《面部密码 肉毒毒素注射手册》，这是一件很有意义的事情。相关领域的各位专家，在繁重的工作之余，利用点点滴滴的时间，耗费了大量的精力，仔细回顾了自己对肉毒毒素使用的切身体会，从而凝聚及提炼出精华，付诸文字及图像，才得以在这里与广大的医生同行们分享。这本书没有华丽的辞藻，有的只是实实在在的宝贵经验，内容涉及肉毒毒素在医疗领域中各个不同专科的应用，是一本踏实的、经得起推敲的临床指导用书，适合相关学科的医生借鉴使用。

在本书出版带来的欣喜之余，也要提及的是，本书中的治疗方案虽然已经经过实践检验，但仍只代表笔者个人的经验，有可能会与其他医生的经验有不同的地方。医学治疗本身就存在多样性与不确定性，同样的药物对不同的对象也可能会有不同的效果，不存在孰是孰非。医学的进步就是个螺旋前进的过程。

期望这本书能给各位医生带来切实的帮助，也期望各位医生在这本书的基础上，可以总结出自己的心得体会，得到更大的进步与提高，让我们一起共同促进肉毒毒素治疗应用的发展。

孙　燚

序言3

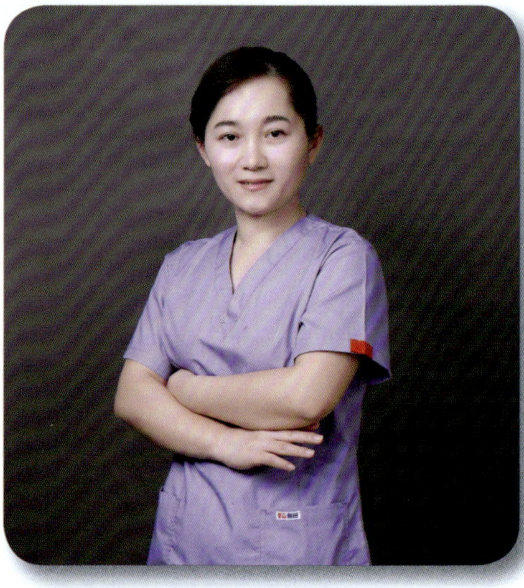

邵逸夫医院肉毒毒素中心　蔡华英

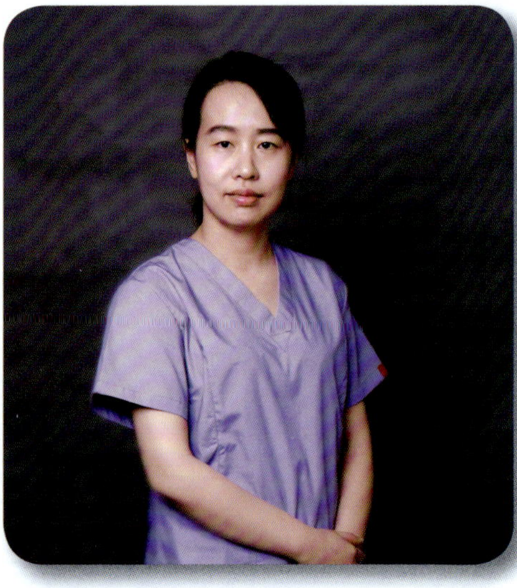

邵逸夫医院肉毒毒素中心　王　莉

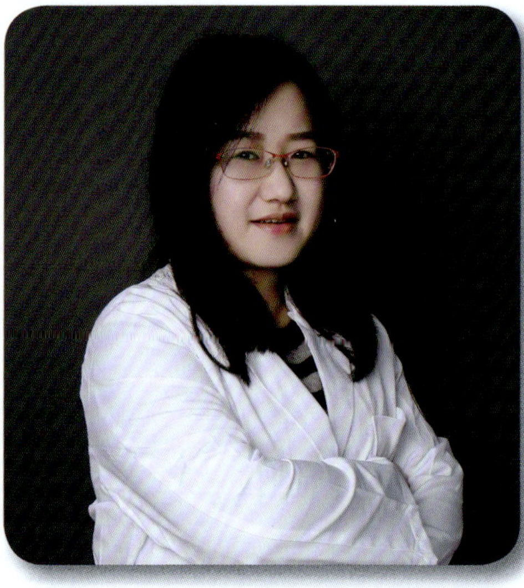

邵逸夫医院肉毒毒素中心　陈　寅

非常荣幸能够参与《面部密码 肉毒毒素注射手册》的编写工作。

从眼科的斜视，拓展到神经内科的面肌痉挛、眼睑痉挛、痉挛性斜颈，再发展到康复科的肢体痉挛、整形科的除皱瘦脸等项目，肉毒毒素的应用已经步入了多元化的时代。在众多科室、多种疾病的治疗中都逐渐显示其作用，这个神奇的药物也吸引了越来越多的医护人员的关注。

接触肉毒毒素的20余年来，我们团队一直从事与肉毒毒素相关的基础研究和临床研究工作，我们深切地体会到在医疗应用中，要成为肉毒毒素应用的专业医师，需要掌握扎实的理论知识和解剖知识，需要根据患者的特性制订合适的治疗方案，尽可能追求治疗最大化，减少副作用。在多元化治疗时代，我们更加认为治疗需要规范化。

《面部密码 肉毒毒素注射手册》是一本实用且新颖的工具书，以头面部为基础单位，创造性地结合了肉毒毒素治疗和医疗美容两大领域的内容。收集了大量精美的图片，生动、翔实、精准地展示了头面部解剖结构、肉毒毒素注射位点，为开展肉毒毒素治疗提供了有效实用的参考。在本书的编写制作过程中，我们肉毒毒素团队非常真诚地分享我们的治疗经验，将潜心研究的神经内科常见肉毒毒素治疗病种及治疗应用规范化地讲述给读者。

本书主编胡兴越以及各位编者老师严谨的工作态度，丰富的临床经验，让我们肉毒毒素团队成员受益良多，也希望读者朋友们能从中获益，如有不足之处，欢迎大家探讨，追求共同进步。

蔡华英　王　莉　陈　寅

CONTENTS

目录

序言 1 / 004

序言 2 / 006

序言 3 / 008

第一部分　总论 /001

第二部分　疾病篇 /011

第一章　面肌痉挛（Hemificial Spasm）/012
第二章　眼睑痉挛（Blepharospam）/032
第三章　口下颌肌张力障碍
（Oromandibular Dystonia）/036
第四章　面颈部抽动障碍
（Faciocervical Tic Disorder）/045
第五章　流涎症（Sialorrhea）/051
第六章　喉部肌张力障碍
（Laryngeal Dystonia）/054
第七章　痉挛性斜颈（Cervical Dystonia）/058
第八章　三叉神经痛
（Trigeminal Neuralgia）/075
第九章　慢性偏头痛（Chronic Migraine）/079
第十章　面部多汗症
（Facial Hyperhidrosis）/082

第三部分　美容篇 /085

第一章　面部皱纹与表情肌
（Ficial Lines and Muscles）/086
第二章　额纹注射（Forehead Rhytids）/091
第三章　眉间纹（Glabellar Lines）/095
第四章　鱼尾纹注射（Crow's Feet）/100
第五章　眉形调整注射
（Eyebrow Adjustment）/105
第六章　鼻背纹注射（Bunny Lines）/109
第七章　鼻尖下垂注射
（Drooping Nasal Tip）/112
第八章　露龈笑（Gummy Smile）/115
第九章　唇纹注射
（Smoker's Lines）/118
第十章　木偶纹注射
（Marionette Lines）/122
第十一章　颏纹注射（Chin Lines）/125
第十二章　颈阔肌相关注射
（Platysma Muscle Injection）/128
第十三章　咬肌肥大注射
（Masseteric Hypertrophy）/132
第十四章　瘦肩注射
（Trapezius Injection）/136
第十五章　肉毒毒素微注射
（Microinjection）/140

第四部分　肉毒毒素注射之提高篇 /143

附录一　A 型肉毒毒素医疗美容治疗知情同意书 /161

附录二　A 型肉毒毒素局部注射知情同意书 /162

后记 /163

第一部分　总论

FACIAL CODES

1. 肉毒毒素的结构

肉毒毒素以 900 KD 复合体的形式存在（图 1.1），由衍生毒素或神经毒素（7S，150KD）和非毒性成分（≥ 7S 的血凝素或非凝集素蛋白）组成。后者具有保护神经毒素稳定的作用。影响结构的稳定性因素包括：热变性、碱性条件、空气 / 液体界面形成的气泡、氮气 / 二氧化碳、稀释至过低浓度。神经毒素由 1 个重链和 1 个轻链组成（图 1.2）。

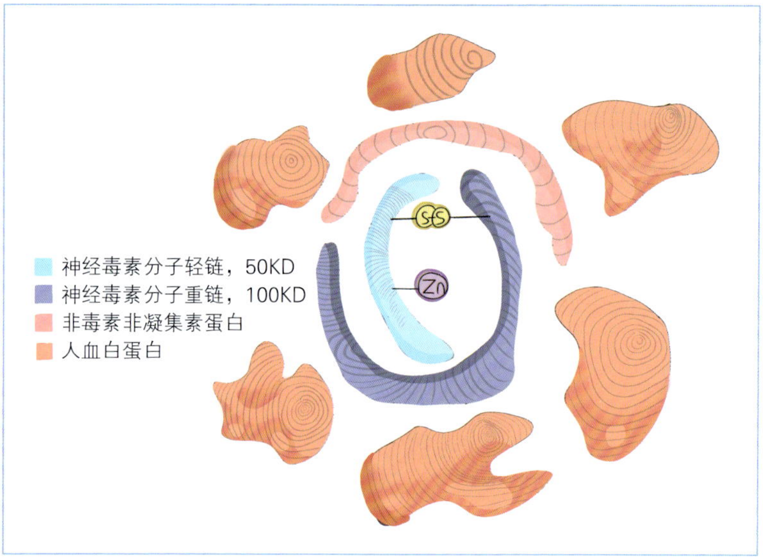

图 1.1 肉毒毒素的结构

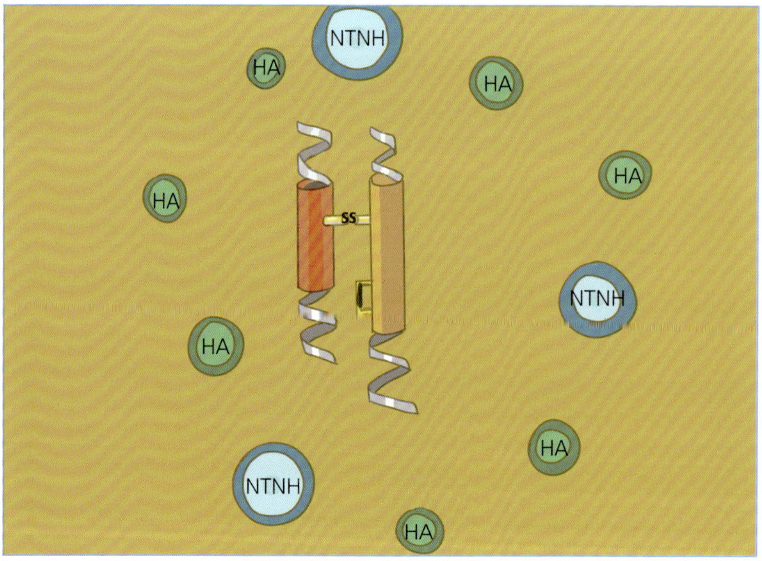

图 1.2 神经毒素的组成

2. 肉毒毒素的作用机制

神经毒素的重链与靶位受体结合，促进轻链内转；轻链为锌肽链内切酶，A、E 型切断突触相关蛋白（SNAP-25），B、D、F、G 型切断突触囊泡膜蛋白（VAMP），C1 型切断突触融合蛋白（Syntaxin），通过阻滞运动神经末梢乙酰胆碱的释放达到松弛肌肉的作用（图 1.3、图 1.4）；通过阻止自主神经节后纤维的乙酰胆碱释放（如支配腺体的自主神经）来抑制腺体分泌，如汗腺、唾液腺；肉毒毒素通过阻止局部 P 物质（疼痛递质）等的释放，达到止痛效果（图 1.5）。

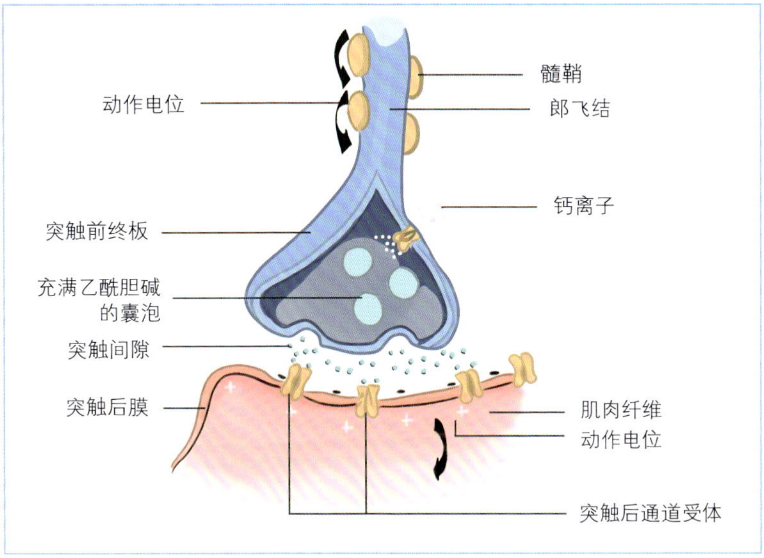

图 1.3 肉毒毒素的作用机制 1

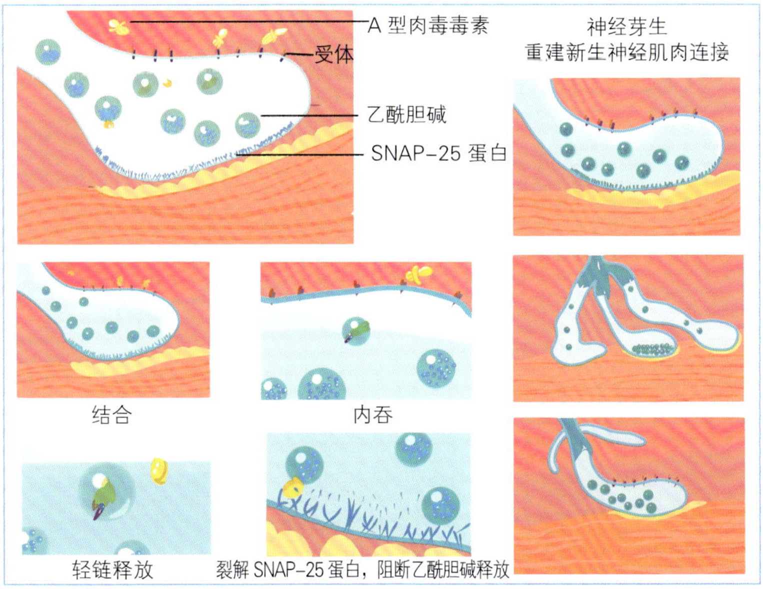

图 1.4 肉毒毒素的作用机制 2

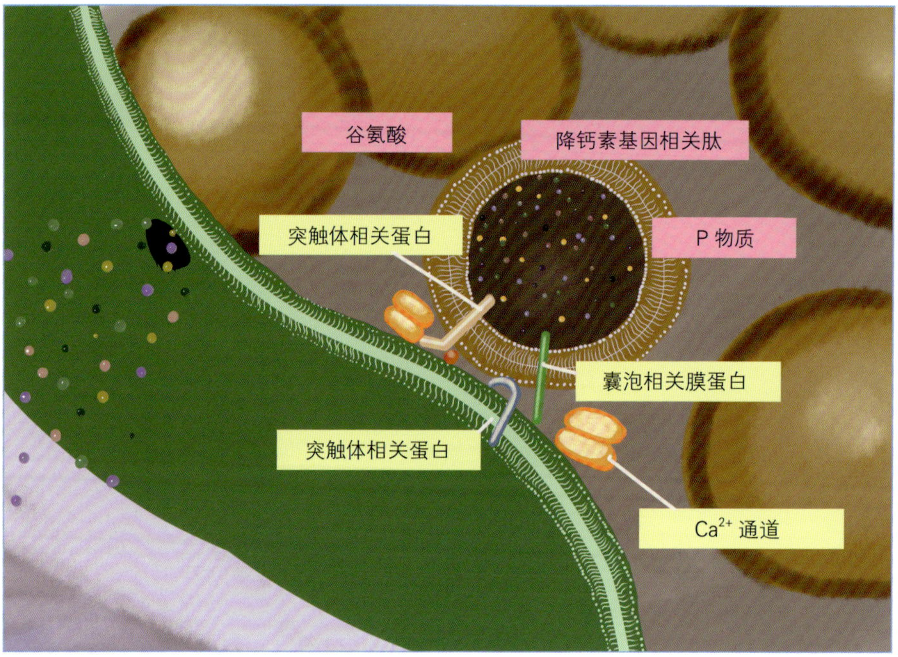

图 1.5 肉毒毒素的作用机制 3

3. 疗效

肉毒毒素局部注射入靶组织后，可快速减轻或缓解肌肉痉挛、自主神经功能亢进或疼痛相关症状，根据注射的肌肉大小或不同靶组织，疗效多在治疗后第 2 天至 2 周产生，1 个月左右达到高峰。肌肉和疼痛相关症状的疗效多持续 3~6 个月，腺体相关症状持续 6~12 个月。多数患者需重复注射以巩固疗效和持续的功能改善。如疗效不足或持续时间短于 3 个月，下次注射需考虑增加剂量；反之发生较严重副作用则需要减少剂量。

4. 肉毒毒素的安全性

以保妥适®为例，根据动物试验推算，人半数致死量为 0.1~1.0μg，相当于 3000~30000U（小白鼠致死量）。注射途径最为敏感，气溶胶吸入途径次之，消化道摄入最次。如保妥适® 100U 相当于 0.3% 人吸入致死量和 0.005% 口服致死量。所以选择正规的肉毒毒素制剂和推荐治疗剂量具有足够的安全范围，可以避免全身中毒。我国现有的制剂（保妥适®）推荐首次最大用量≤ 500U，衡力®≤ 300U，相当于 50kg 的人，6U/kg 体重的用量；12 岁以下儿童的安全、有效剂量尚未确定。少有局部注射后数小时或数天后出现全身轻度流感样症状，如全身乏力、恶心、食欲减退，持续数小时或数天，机制不明。部分注射相对高剂量的患者会有口干和消瘦的症状。罕有过敏反应。局部副作用与注射靶组织剂量过大或药物误注射到或弥散到邻近组织有关，持续数天至数周。精准的靶组织定位，选择合适的毒素制剂和剂量可避免或减少、减轻毒副作用的发生。治疗过程中机体产生肉毒毒素抗体的情况较少见，部分发生继发性肉毒毒素疗效下降，注意避免过高单次治疗剂量（保妥适®或衡力®>300U）和过频的注射间隔（≤ 3 个月）。

5. 肉毒毒素制剂的差异性

肉毒毒素是生物制剂，由于产毒菌株、毒素种类、生产过程的制作工艺不同，特别是纯化、干燥的方法和赋形剂不同决定了各产品的特性，可以认为没有两个肉毒毒素品牌是完全相同的。具体表现为各品牌的纯度、分子量、效力、弥散度和抗原性不同。临床应用方面体现在药物的保存条件、有效期长短、疗效和持续时间、注射局部疼痛和过敏反应、局部和全身副作用及抗体产生不同。因此不同品牌的肉毒毒素制剂不具有等量换算的特点。FDA 特别指出，本次通用名的设立是为了强调不同品牌肉毒毒素之间的差异和防止药物临床使用的混淆。肉毒毒素产品的单位效价仅针对该品牌自身，其临床剂量和生物活性不能进行比较或按比例转换。

6. 治疗的适应证和临床应用（图 1.6）

常见适应证

- 肌张力障碍
- 眼睑痉挛
- 口下颌—面—舌肌张力障碍
- 痉挛性斜颈
- 喉部肌张力障碍（构音障碍型和呼吸型）
- 躯干肌张力障碍
- 肢体肌张力障碍
- 任务相关性肌张力障碍（例如，书写痉挛或其他职业相关的痉挛）
- 其他局部 / 节段性肌张力障碍

临床应用：其他运动障碍病

- 眼睑张开失用
- 偏侧面肌痉挛
- 偏侧咬肌痉挛
- 纤维搐颤
- 震颤（肢体、头颈部、声带、下颌）
- 腭肌阵挛
- 局限性运动和发音抽动障碍（包括抽动秽语综合征）
- 肌蠕动
- 痉挛状态（卒中、脑瘫、头部创伤、多发性硬化等）
- 痛性强直
- 磨牙症
- 口吃
- 连带运动
- 神经性肌强直

· 僵人综合征
· 破伤风
· 神经根病继发肌肉痉挛

临床应用：腺体分泌过多疾病

· 局灶性多汗症（腋下、手掌、足底和面部）
· 流涎（流涎 / 涎腺囊肿 / 多涎）
· 多泪
· 鼻部分泌物过多或鼻溢液
· 味觉性出汗

临床应用：眼部疾病

· 斜视
· 甲状腺功能亢进性上睑退缩
· 眼球震颤
· 睑内翻
· 保护性眼睑下垂
· 振动幻视

临床应用：疼痛性疾病

· 紧张性头痛（伴颅周肌压痛）
· 慢性偏头痛
· 丛集性头痛
· 带状疱疹后遗神经痛
· 肌筋膜疼痛
· 颞下颌关节综合征
· 三叉神经痛
· 关节炎
· 冻僵肩
· 腰痛（腰骶部扭伤及后背部痉挛）
· 网球肘及其他运动损伤

临床应用：泌尿、胃肠道及盆底疾病

· 咽下缩肌痉挛
· 失弛缓症（食管下段括约肌痉挛）
· 肥胖（胃远端）
· Oddi 括约肌痉挛
· 肛裂、便秘
· 神经性膀胱功能亢进：膀胱逼尿肌—括约肌协同失调

· 膀胱括约肌痉挛
· 良性前列腺增生
· 盆底失弛缓症
· 阴道痉挛 / 肛门痉挛

临床应用：美容方面

· 面部除皱（额纹、眉间纹、鱼尾纹、颈纹）
· 面部不对称
· 瘦脸
· 瘦肩
· 瘦臂
· 瘦腿
· 促进伤口愈合，减少疤痕
· 整形外科围手术期固定

临床应用：其他

· 抑郁症
· 腺体、内分泌细胞调节的应用（生长激素 / 肢端肥大症）

7. 肉毒毒素制剂的保存和稀释

国内上市的两种肉毒毒素制剂除其主要成分 A 型肉毒毒素外，保妥适®尚含有人血白蛋白，衡力®所用的辅料为蔗糖、右旋糖酐和明胶。规格为每支含 A 型肉毒梭菌毒素 50U 或 100U，有效期为 2~3 年。肉毒毒素制剂应冷冻或在 –5℃以下的环境冷藏和运输，配制后可保存于 2~8℃的环境中，4h 内使用。根据中国卫生部的相关规定，肉毒毒素制剂目前在国内需按毒麻药品实施管理，应有专门人员负责药品登记、用备锁冰箱保管。保妥适®或衡力®采用无菌、无防腐剂的生理盐水（注射用 0.9%NaCl）稀释，现用现配。用注射器抽取适量的稀释液（表 1.1）调配至所需浓度。

表 1.1 稀释液的配比

加入稀释液量（0.9%NaCl注射液，mL ）	最终剂量（U/0.1mL）
0.5	20.0
1.0	10.0
2.0	5.0
4.0	2.5
8.0	1.25

由于肉毒毒素注射局部的弥散范围与剂量浓度和容量相关，稀释度根据临床需求适当调配。如需相同剂量情况下，眼周或喉部小型靶肌肉注射时，为了作用局限、减少弥散，在同等剂量的情况下可考虑高浓度、低容量注射，而下肢大型靶肌肉注射时可考虑低浓度、高容量注射，注意稀释度过低时肉毒毒素易失效，应尽快注射。

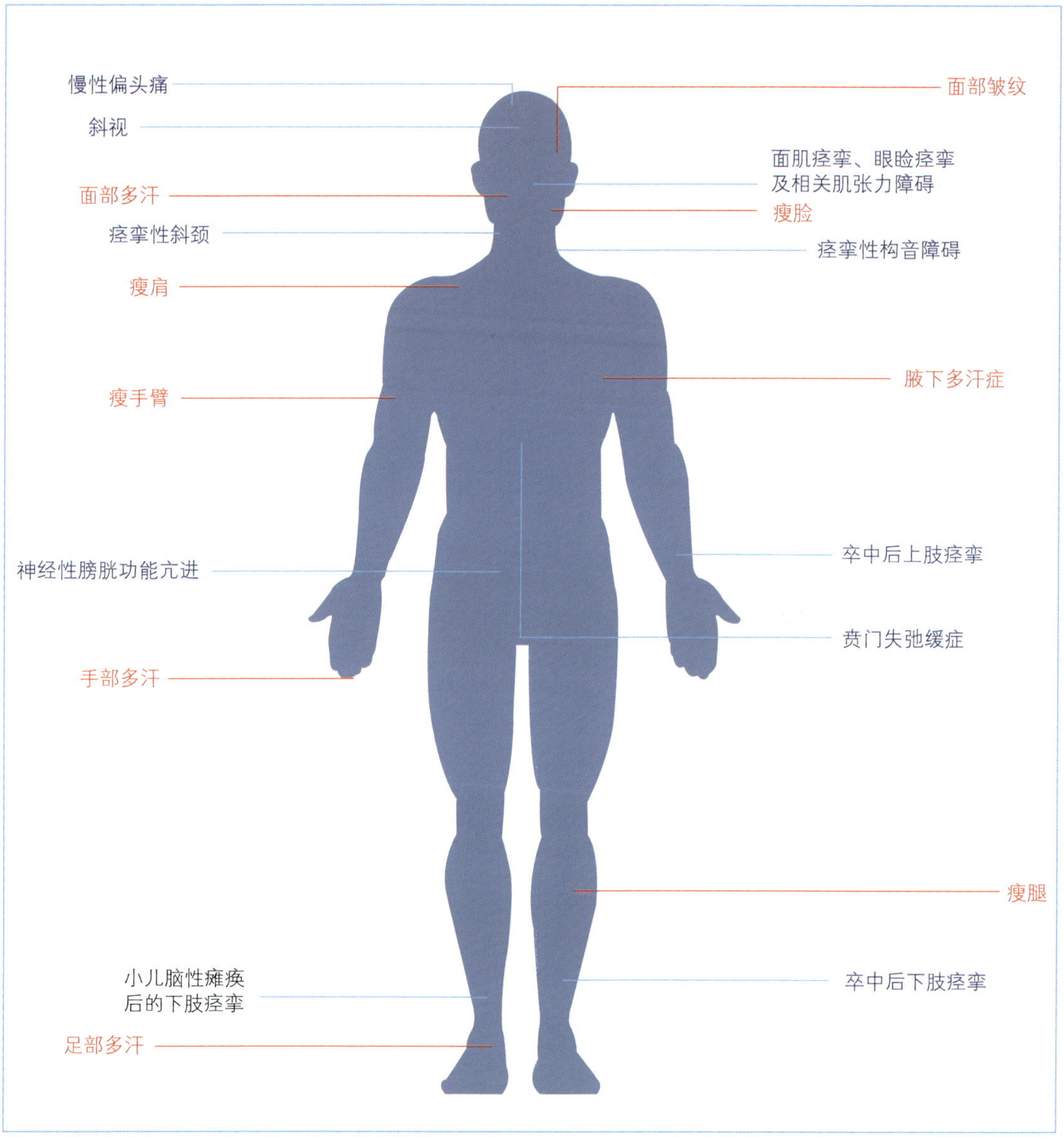
慢性偏头痛
面部皱纹
斜视
面肌痉挛、眼睑痉挛
及相关肌张力障碍
面部多汗
瘦脸
痉挛性斜颈
痉挛性构音障碍
瘦肩
腋下多汗症
瘦手臂
卒中后上肢痉挛
神经性膀胱功能亢进
贲门失弛缓症
手部多汗
瘦腿
小儿脑性瘫痪
后的下肢痉挛
卒中后下肢痉挛
足部多汗

图 1.6 肉毒毒素的应用

肉毒毒素稀释溶解的方法不当将造成药物的生物活性和疗效降低，同时还相当于类毒素注射，增加抗体形成的机会。在溶解稀释过程中不可用力冲注、摇晃，应尽量减少抽吸次数及泡沫形成。

保妥适®或衡力®均为真空包装，配制后应为无色至略显黄色的澄清液体，如配制发现真空消失或有结块现象，应废弃并联系厂家。本药品只能单次使用，剩余溶液应丢弃(图 1.7)。

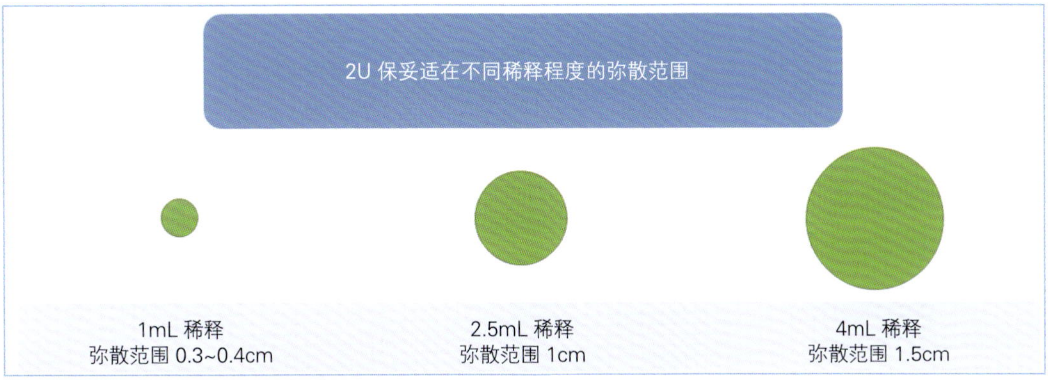

图 1.7 2U 保妥适在不同稀释程度的弥散程度

8. 肉毒毒素治疗的注意事项

肉毒毒素局部注射治疗是有效的对症治疗方法，可暂时减轻或缓解症状，改善生活质量，大多数情况下并不是治愈疾病。尽管有良好的安全性，但如果不是适应证、治疗技术等掌握得不够或治疗效果达不到患者与家属的期望，会引起不良结果和不必要的麻烦。

所以治疗前首先注意要明确诊断疾病，特别是发现可针对病因治疗的疾病，避免延误有效治疗，导致疾病进展和造成功能障碍。此外需排除禁忌证：肉毒毒素治疗的绝对禁忌证为制剂的任意成分过敏；相对禁忌证有妊娠和哺乳期妇女、患有凝血性疾病或同时进行抗凝治疗者、注射部位感染、合并全身性神经肌肉病，如重症肌无力、Lambert-Eaton 综合征；运动神经元病等；服用影响神经肌肉接头的药物，如奎宁、氨基糖苷类、吗啡等；闭角型青光眼。

9. 注射前的准备工作

合理把握适应证，选择明确的治疗目标，权衡利弊，以最大限度减轻症状和改善功能为目的，避免矫枉过正或发生严重的不良作用。告知患者肉毒毒素治疗的相关事项，包括作用机制、有效率、疗效持续时间、可能发生的不良反应及疾病的其他治疗选择。与患者和家属沟通，达成共同的、合理的治疗预期。对症治疗并非治愈手段，尤其是复杂的运动障碍性疾病，很难恢复至完全正常。首次治疗前签署书面知情同意书。保存记录患者的临床表现的视频资料，治疗前后进行对比。这类疾病共病精神疾病较常见，必要时请精神卫生科会诊。

10. 注射方法

注射者必须具备相关疾病知识、熟悉注射部位的解剖生理，最好具有一定的肌电图或超声定位检测技能。注射部位避免用酒精消毒，如必须则干燥后再注射，因为酒精可降低肉毒毒素的活性。首先根据临床症状及体征，必要时通过影像学和电生理方法辅助定位靶组织，为确保肉毒毒素注射入靶组织，如唾液腺需超声引导，深层靶肌肉或临床相对复杂多变、治疗效果不佳者，常需要在肌电图和/或超声的引导下准确定位注射，肢体、肌肉特别是肌痉挛状态时需加电刺激器帮助定位。其次注入靶组织的合适部位如头颈部肌肉，多点注射可增加疗效并减少局部的不良反应，四肢肌肉则倾向于局限在肌腹中央注射。注射剂量应个体化，从小剂量开始，探索最小的有效剂量。注射剂量参考指南的推荐和经验报道，根据累及部位、痉挛肌肉大小、痉挛程度、既往治疗反应和副作用而适当调整。注意不同厂家生产同类型肉毒毒素制剂的剂量不能简单地进行互换。注射过程中应充分压迫止血，特别是出、凝血功能障碍，服用抗血小板或抗凝药物的患者及眼周皮肤松弛的老年患者。

肉毒毒素注射后发生过敏反应者非常罕见，但应准备肾上腺素和其他抗过敏措施以防万一。注射完毕后继续留院观察 15~30min，特别是首次或颈咽喉深部注射时，注意观察有无过敏反应和局部血肿。注射局部表面遗留的消毒碘色最好半小时后再清洗。告知患者日常关注的饮食、活动和晚上洗漱不受影响。

参考文献

[1] Lim EC, Seet RC. Use of botulinum toxin in the neurology clinic[J].Nat Rev Neurol, 2010, Nov, 6 (11) :624-636.

[2] J Jankovic.Botulinum toxin in clinical practice[J].J Neurol Neurosurg Psychiatry, 2004, Jul, 75 (7) :951-957.

[3] Cheng CM, Chen JS, Patel RP.Unlabeled uses of botulinum toxins: a review, part 2[J].Am J Health Syst Pharm, 2006, Feb 1, 63 (3) :225-232.

[4] Brin MF.Development of future indications for BOTOX[J].Toxicon, 2009, Oct, 54 (5) :668-674.

[5] Esquenazi A, Novak I, Sheean G, et al.International consensus statement for the use of botulinum toxin treatment in adults and children with neurological impairments--introduction[J].Eur J Neurol, 2010, Aug, 17 Suppl 2:1-8.

[6] Hallett M, Benecke R, Blitzer A, et al.Treatment of focal dystonias with botulinum neurotoxin[J]. Toxicon, 2009, Oct, 54 (5) :628-633.

[7] Albanese A, Barnes MP, Bhatia KP, et al. A systematic review on the diagnosis and treatment of primary (idiopathic) dystonia and dystonia plus syndromes: report of an EFNS/MDS-ES Task Force[J]. Eur J Neurol, 2006, May, 13 (5) :433-444.

[8] 万新华，汤晓芙，崔丽英 . 局部注射 A 型肉毒毒素在远隔部位的单纤维肌电图测定 [J]. 中国医学科学院学报，1999，21 (5)：362-367.

[9] Jankovic J, Hallett M. The therapy with botulinum toxin[M]. New York: marcel Dekker, 1994.

第二部分　疾病篇

FACIAL CODES

第一章 面肌痉挛（Hemificial Spasm）

Part 1 疾病概况

面肌痉挛是一种周围性面神经疾病，常见的病因是异形的动脉襻或静脉在面神经出脑处压迫面神经根引起，也可能是桥小脑角区的肿瘤、肉芽肿、血管畸形等病变压迫所致。发病机制可能是面神经的异位兴奋或伪突触传导所致。

发病率：女性 0.81/100000；男性 0.74/100000。

患病率：亚洲女性（14.5/100000）高于男性（7.4/100000）。

作者所在肉毒毒素治疗中心关于面肌痉挛的流行病学调查显示，双侧同时受累的患者为 7/1043。

Part 2 临床表现

面肌痉挛表现为一侧面部肌肉不自主、无痛性、阵发性同步抽搐（图 2.1.1），可累及所有面神经支配的面部肌肉。起病常从眼轮匝肌轻微抽动开始，逐渐向口角、同侧整个面肌扩展。精神紧张、疲劳和自主运动时加重。

Part 3 诊断与鉴别诊断

1. 诊断

面肌痉挛的诊断主要依据病史及面肌阵发性抽动的临床特点。

电生理检查包括肌电图（electromyography，EMG）和异常肌反应（abnormal muscle response，AMR），或称为侧方扩散反应（lateral spread response，LSR）检测。EMG(图 2.1.2) 可记录到患者面肌自发性不规则高频群集性同步放电现象（最高每秒可达 150 次）。AMR 是面肌痉挛特有的异常肌电反应，AMR 阳性支持面肌痉挛的诊断。

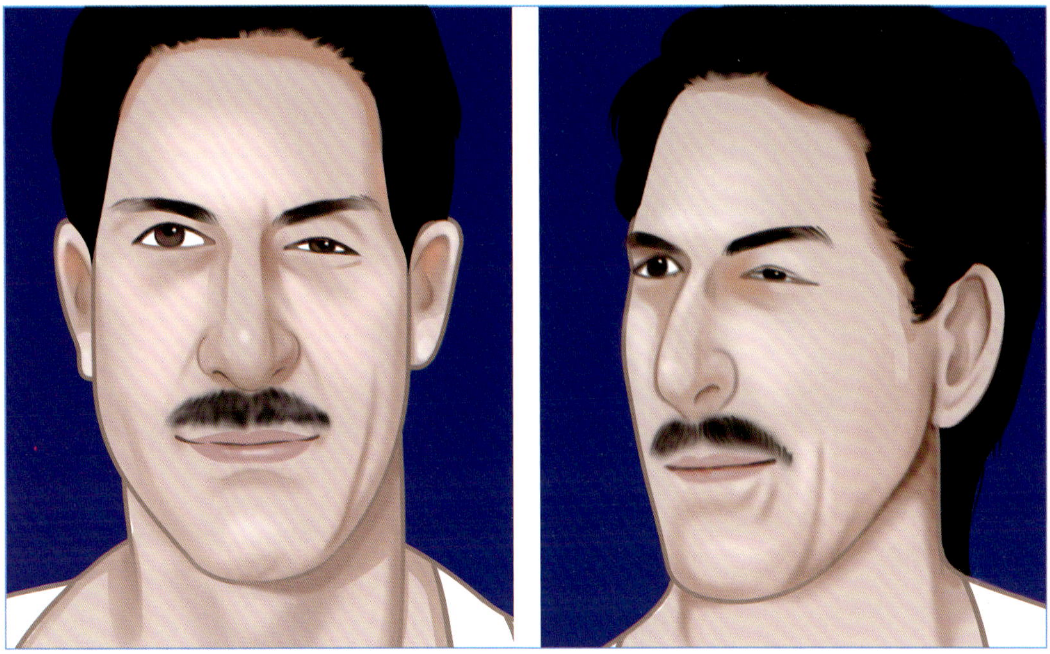

图 2.1.1 面肌痉挛患者示意图

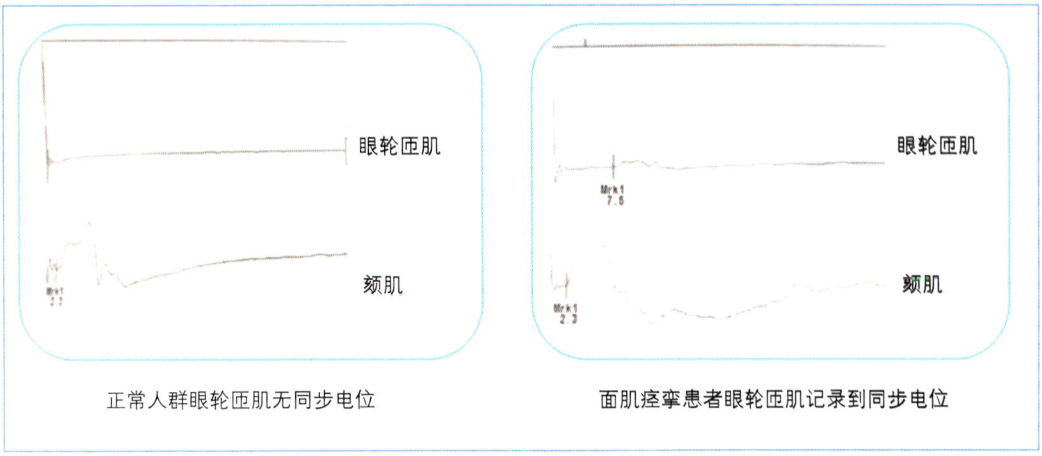

图 2.1.2 侧方电位

上图以 15mA 电刺激面神经下颌支，同时记录眼轮匝肌（上曲线）和颏肌（下曲线）。左图为正常人群眼轮匝肌，无同步电位，右图为面肌痉挛患者眼轮匝肌，记录到同步电位

影像学检查包括 CT 和 MRI，用以排除可能导致面肌痉挛的颅内病变。采用 3D-TOF-MRI 成像技术（图 2.1.3）可有效显示面神经根部伴行血管襻的压迫情况。

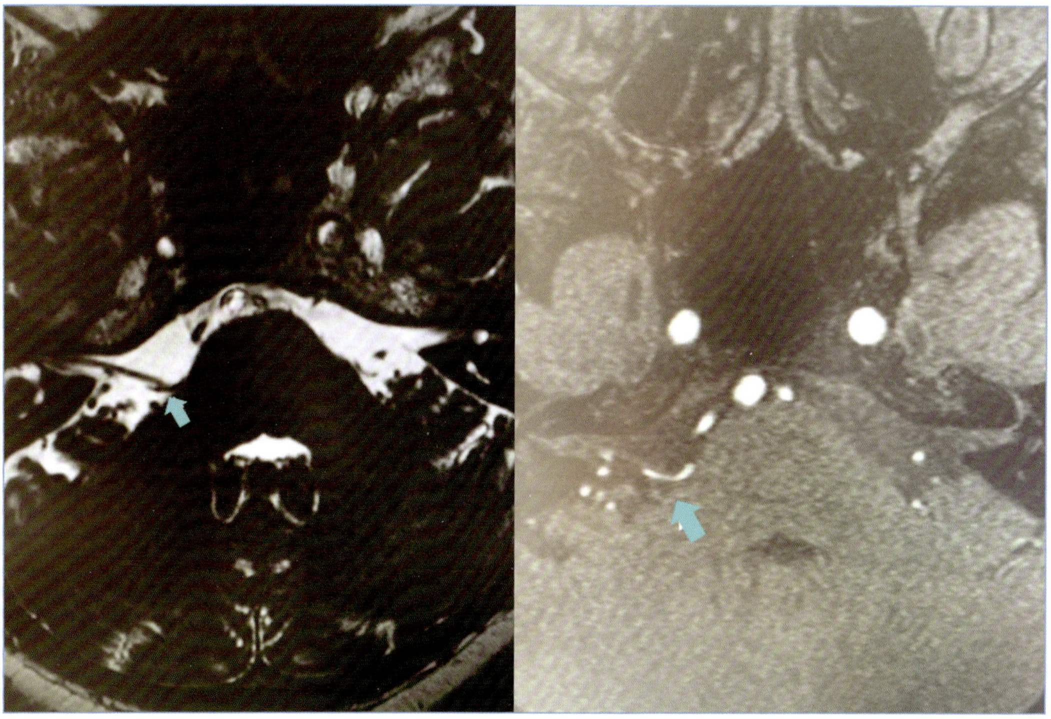

图 2.1.3 面肌痉挛患者颅底薄层 TOF 成像
图中箭头所示见右侧面神经出脑处异形血管襻

2. 鉴别诊断

面肌痉挛需与以下疾病相鉴别：

“面颈部抽动障碍”详见第四章，可表现为局部面肌刻板、快速的抽动，往往不同部位有不同形式的抽动。

眼睑痉挛详见第二章，面肌痉挛起病早期常仅累及眼轮匝肌，易与眼睑痉挛相混淆。但其常仅累及单侧眼轮匝肌，而眼睑痉挛多双眼同时受累。

局灶性癫痫：当部分性运动性发作仅累及面肌时，需鉴别。脑电图可见癫痫波。

肌纤维颤搐：以微细、持续、波浪样颤抖为特征。常局限于很小的面部范围。而面肌痉挛范围较大，可累及面神经支配的所有肌肉，且痉挛幅度较大。

Bell’s 面瘫或其他周围面神经损伤后神经异常再生导致的面肌痉挛和面肌的联合运动：详细的病史和遗留不同程度的面瘫有助于鉴别。与原发性面肌痉挛相比，该类患者对肉毒毒素注射治疗较敏感，容易出现面肌无力的副作用。

Part 4 面肌痉挛的治疗

(1) 口服药物治疗：面肌痉挛治疗的常用药物包括卡马西平、奥卡西平以及安定等。备选药物为苯妥英钠、巴氯芬、托吡酯、加巴喷丁及氟哌啶醇等。常用于发病初期，可减轻部分患者的面肌抽搐症状。

（2）微血管减压术的手术适应证：对于原发性面肌痉挛，痉挛症状严重，影响日常生活和工作，手术意愿强烈，应用药物或肉毒毒素治疗疗效差的患者可考虑手术治疗。有效率 88%~97%。但存在颅神经功能障碍，脑干、小脑损伤、出血、脑脊液漏等较严重的并发症，有 0.1% 手术相关的死亡率，2 年复发率高达 20%~25%。

（3）肉毒毒素局部注射治疗：循证医学（包括一个Ⅱ类，一个Ⅲ类的临床研究）证明，A 型肉毒毒素用于治疗偏侧面肌痉挛是安全有效的，推荐等级为 C 级。不同文献报道 76%~100% 的患者症状得到明显或完全缓解，平均疗效持续时间 2.6~6 个月。其安全性、有效性、简便性好，单次治疗起效快，疗效时间较长的优点使其成为近 20 年来面肌痉挛治疗的主要手段。

Part 5　面神经支配肌肉

正常解剖图如下（图 2.1.4~ 图 2.1.7）。

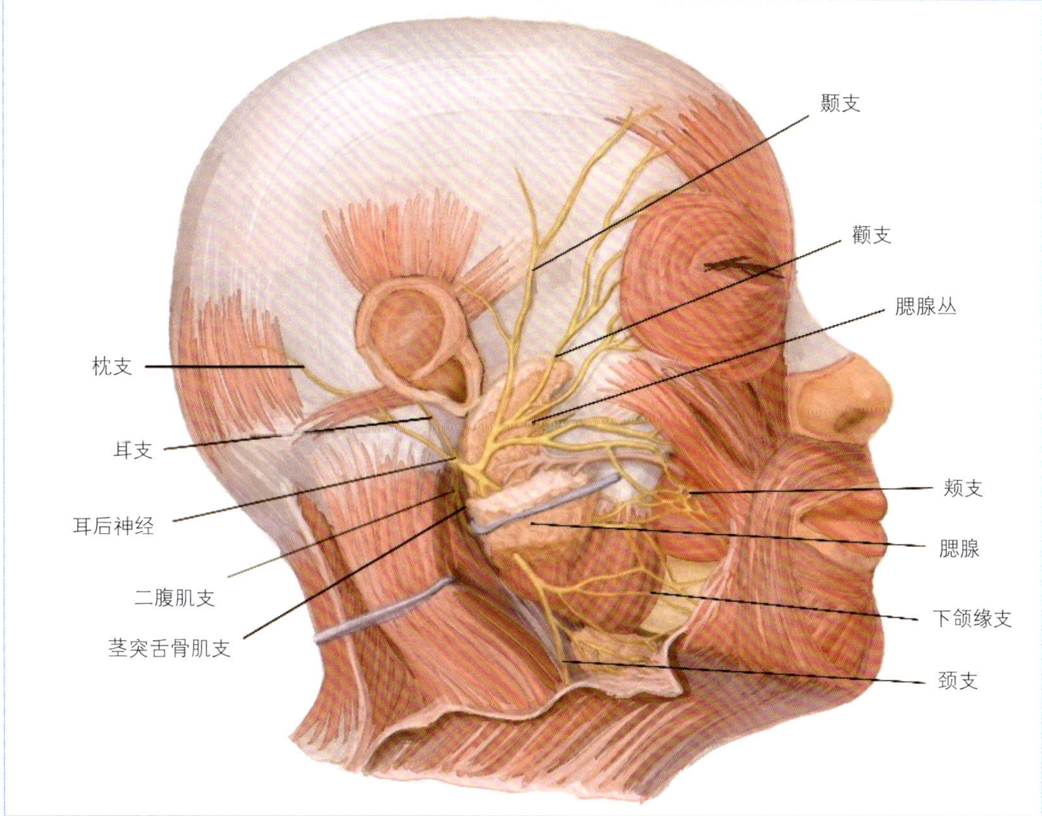

图 2.1.4　面神经在面部的走行和分支

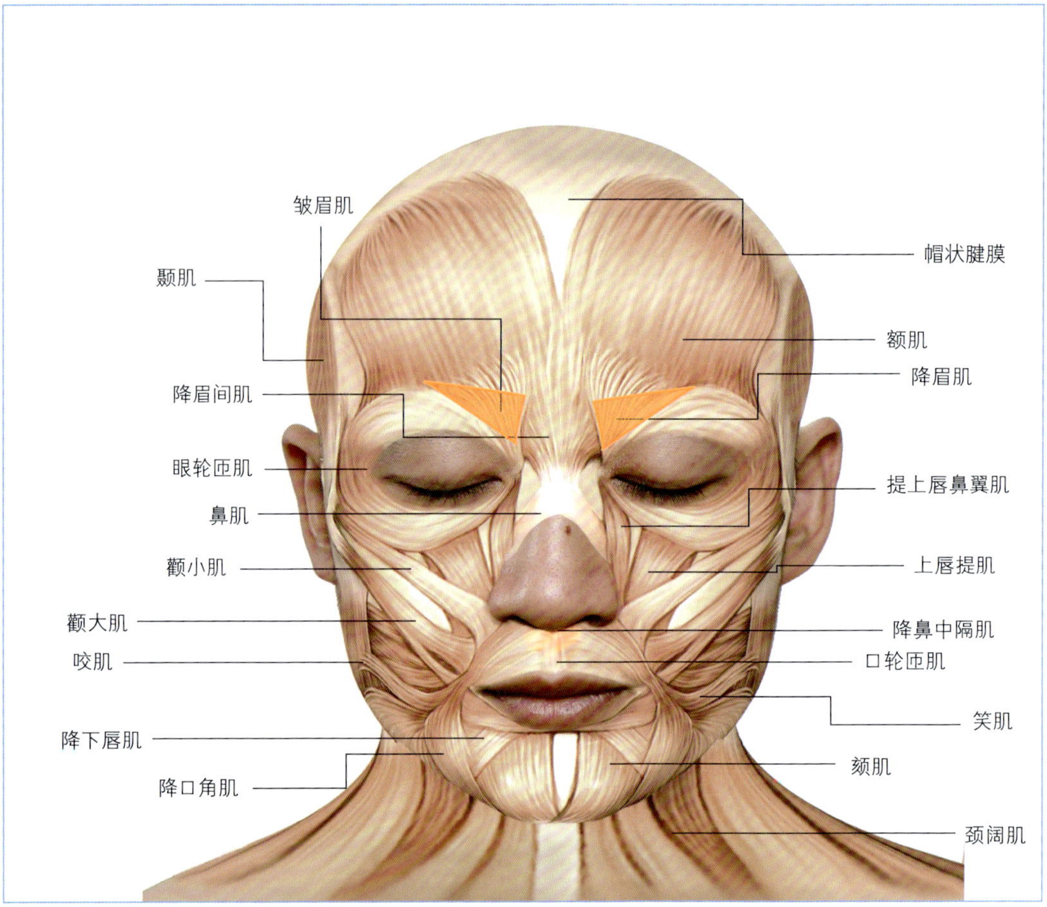

图 2.1.5 面神经支配的肌肉——正面肌肉解剖图

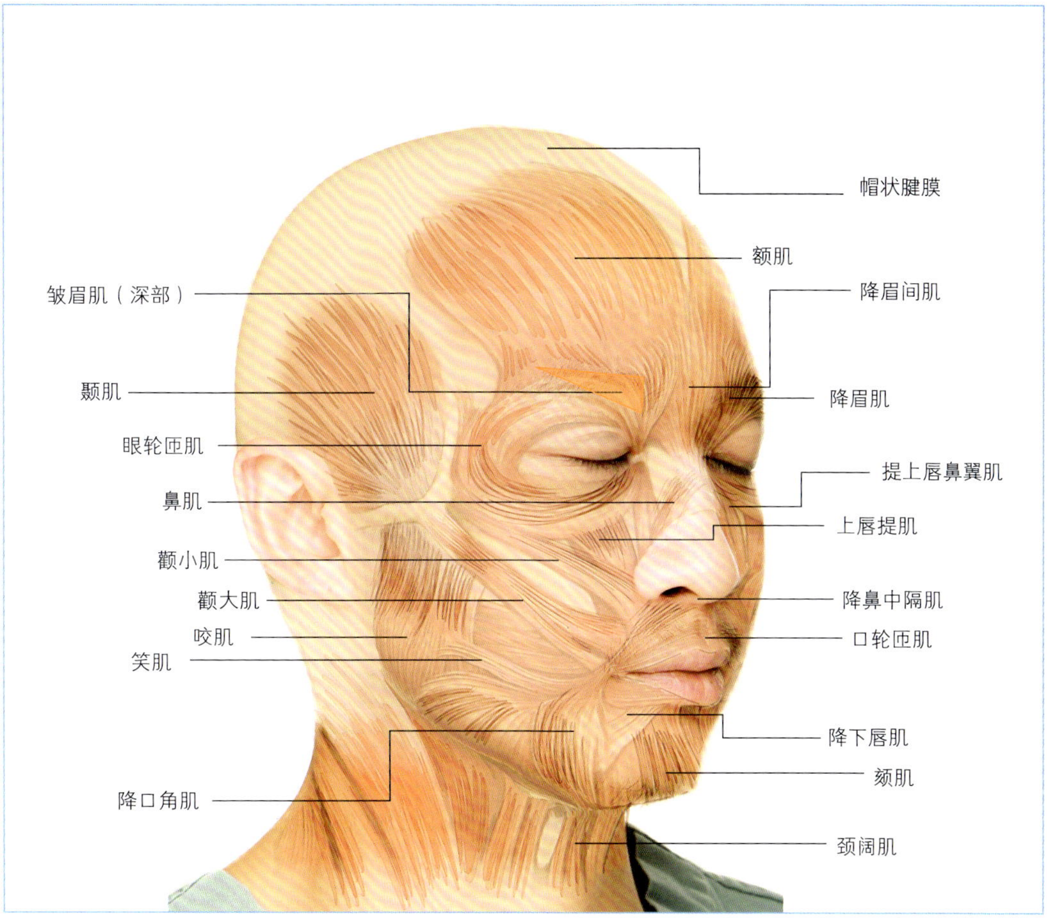

图 2.1.6 面神经支配的肌肉——半侧面肌肉解剖图

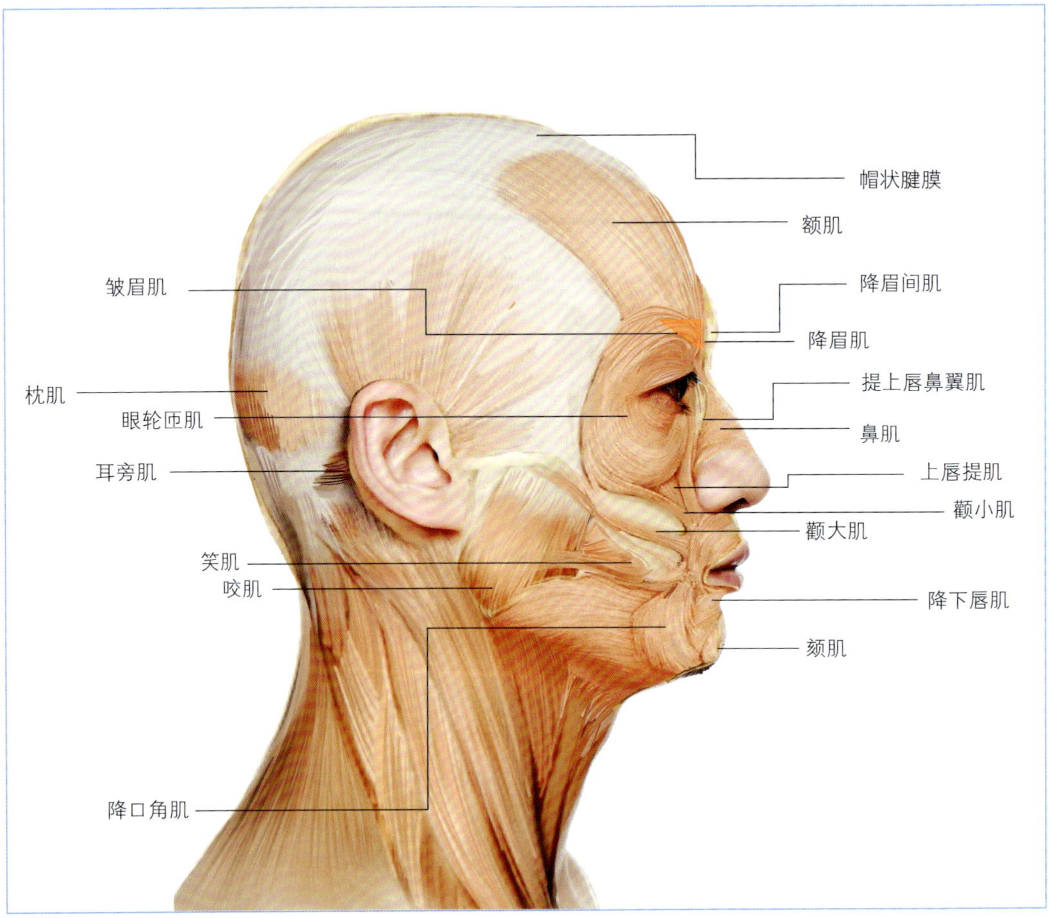

图 2.1.7 面神经支配的肌肉——侧面肌肉解剖图

Part 6　具体受累肌肉及表现、治疗方法及注意事项

1. 眼轮匝肌

起点：额骨鼻部、上颌骨额突、睑内侧韧带，环绕一圈形成完整的椭圆体。分为眶部、睑部和泪腺部（图 2.1.8）。

神经：面神经颞支和颧支。

功能：眨眼、闭眼完成瞬目反射、扩大泪囊使泪液流通。眶部参与闭眼成分居多，睑部则参与眨眼。

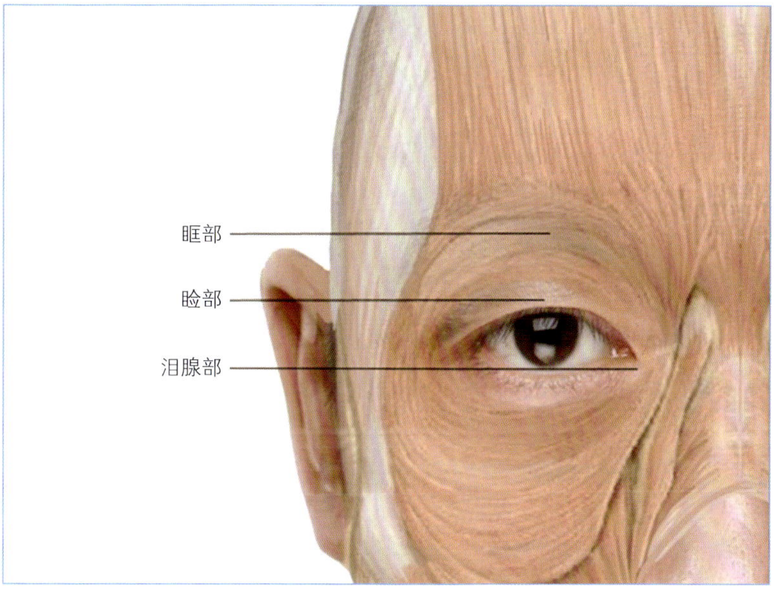

图 2.1.8　眼轮匝肌眶部、睑部和泪腺部

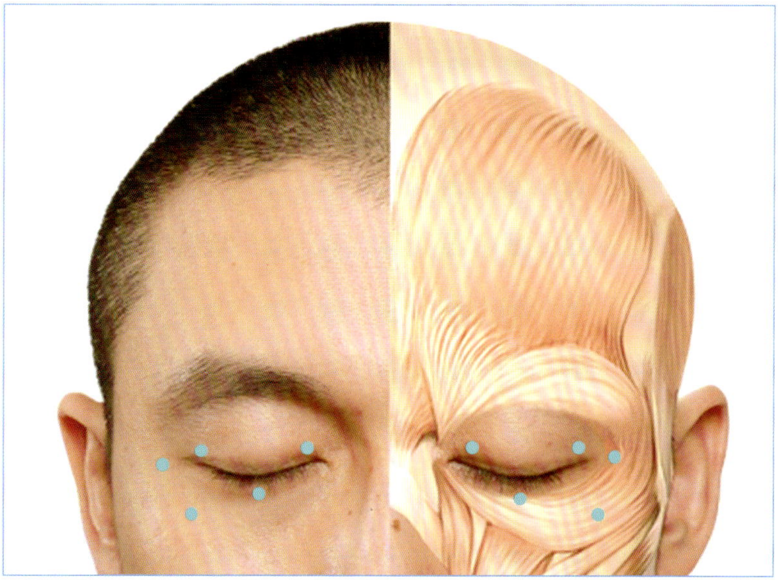

图 2.1.9　真人体表注射点标注图

注射方法及注意事项：

(1) 治疗位点如图 2.1.9，剂量 2.5~4.0U / 点，下睑内眦处 1.25~2.50U / 点。

(2) 上睑常规注射内外眦，症状严重时特别是痉挛时睑裂持续变小者可增加上睑眶部注射位点；下睑通常选择外眦及睑缘中下部；睑裂水平外侧眶部位点。眼轮匝肌与上睑提肌的解剖关系见图 2.1.10。

(3) 均为皮下注射。

(4) 避免直接注射上睑中间以免弥散到上睑提肌导致上睑下垂，且避免注射过深。对年老皮肤松弛者，可向外侧压迫止血。

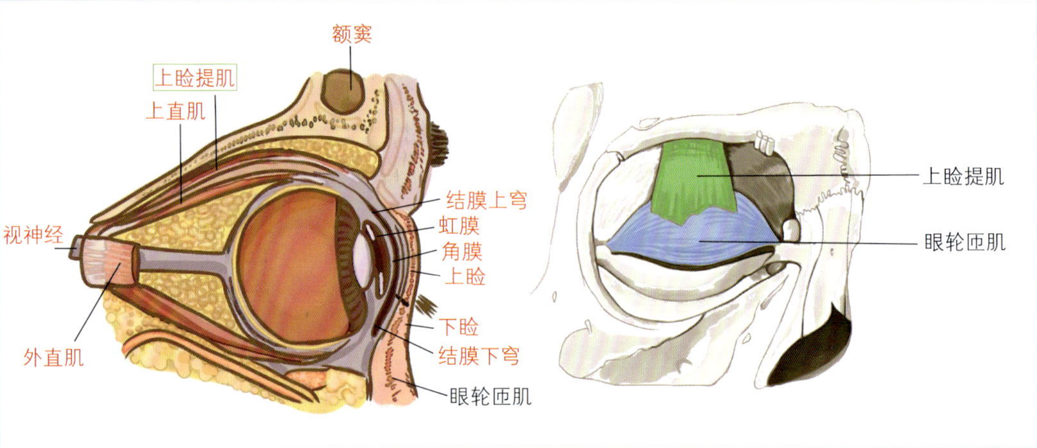

图 2.1.10 上睑提肌与眼轮匝肌的解剖图

(5) 谨慎下睑内侧注射：此处血管丰富易出血；注射过深易扩散到下斜肌和下直肌引起复视；可影响泪囊功能。

(6) 注射进针方向如图 2.1.11。

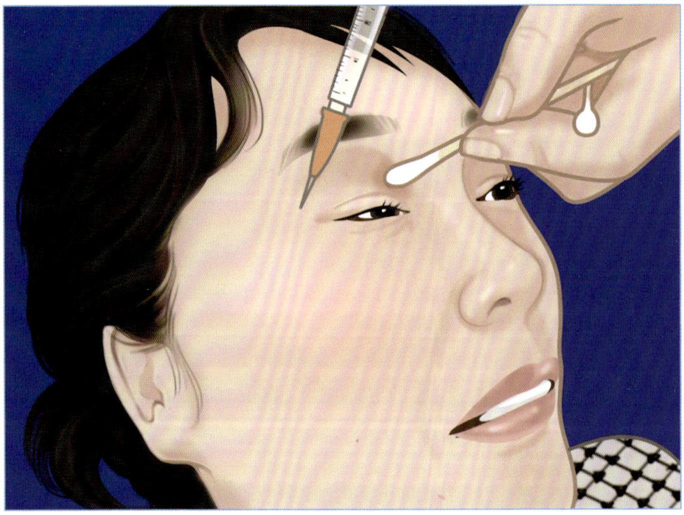

图 2.1.11 上睑外眦进针方向示意图

2. 皱眉肌和降眉间肌（图 2.1.12）

皱眉肌

起点：额骨鼻部。

止点：眉内侧皮肤。

神经：面神经颞支。

功能：向下牵眉，使双眉向内皱。

表情：两侧联合形成鼻上前额部的垂直皮纹。

降眉间肌

起点：鼻骨下部和鼻外侧软骨。

止点：两眉间皮肤。

神经：面神经颞支和颧支。

功能：将眉内侧角下拉，参与皱眉及双眉集中动作，产生鼻背上的皮肤横纹。

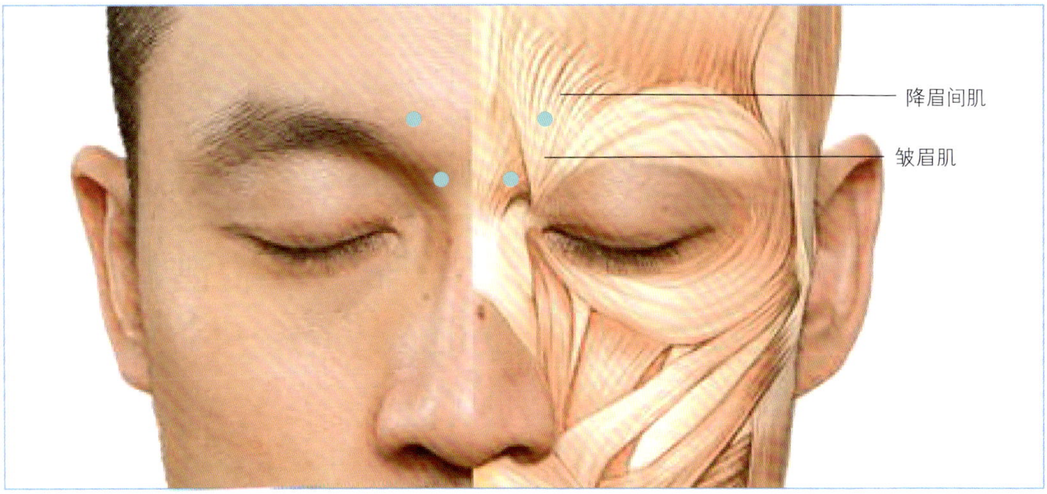

图 2.1.12 治疗位点图

注射方法及注意事项：

注射方法：通常皱眉肌与降眉间肌一起注射。

剂量：1.25~5.00U / 点。

注意事项：皱眉肌为肌肉内注射，进针较深，单点注射。血管较丰富，注射前可先回抽确认。可考虑双侧对称注射。

3. 枕额肌（图 2.1.13）

额肌

起点：帽状腱膜。

止点：眉部皮肤。

神经：面神经颞支。

功能：提眉、产生额纹（图 2.1.14）。

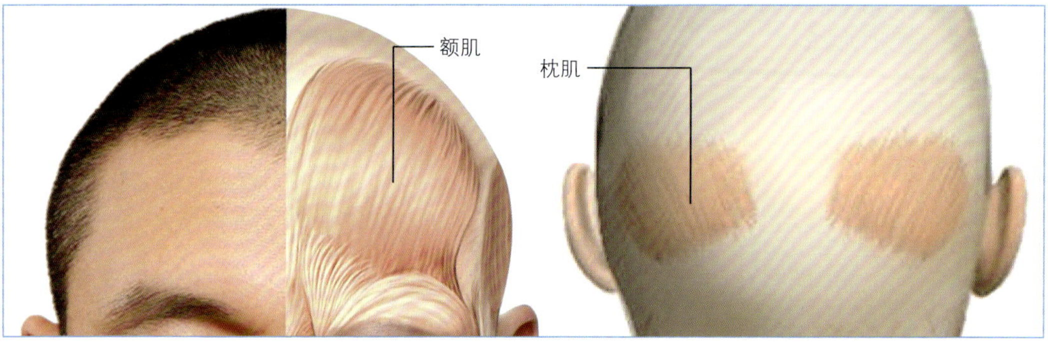

图 2.1.13 枕额肌解剖图

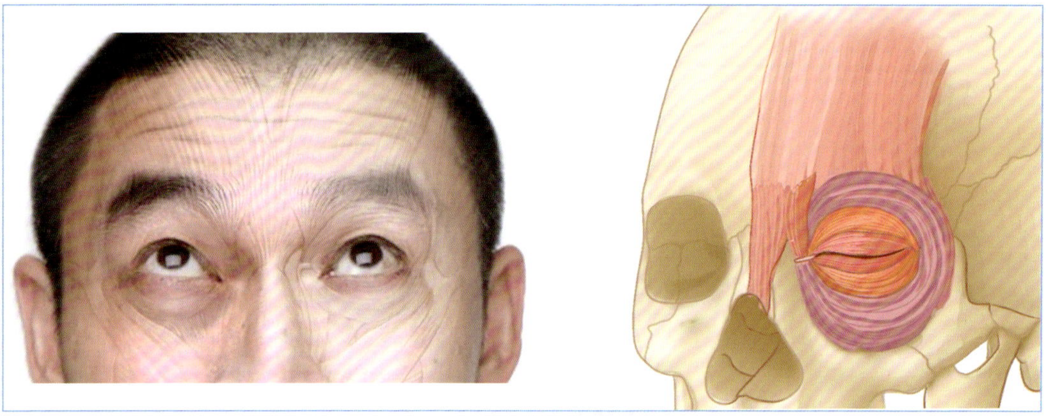

图 2.1.14 额肌运动示意图

枕肌

起点：上项线外侧 2/3 和颞骨乳突根部。

止点：帽状腱膜。

神经：面神经耳后支。

功能：牵拉帽状腱膜。

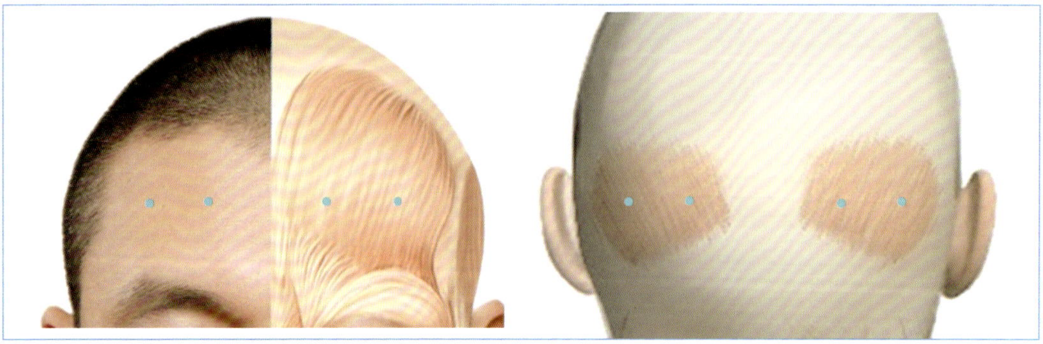

图 2.1.15 枕额肌注射点位图

注射方法及注意事项：

注射方法：额肌注射部位位于体表可见痉挛肌肉处（图 2.1.15）。剂量：2.5~5.0U / 点。枕肌可多点注射。剂量：2.5~5.0U / 点。患者如无主观不适，可不注射。痉挛不明显可暂不注射。

注意事项：额肌注射可使抬头纹变浅，为求对称，可双侧对称注射。前额外侧尽量小剂量注射，注射点偏高。

注意对眉毛高低的调整，可参见本章 Part 8。

4. 颧肌（图 2.1.16）

颧大肌

起点：颧骨。

止点：穿过口角与提口角肌、口轮匝肌融合成更深的束状肌肉。

神经：面神经颞支和面颊支。

功能：牵拉口角向外上方。

颧小肌

起点：颧骨，位于颧大肌内侧。

止点：上唇的下部和中部的实质部。

神经：面神经颧支和唇支。

功能：能提起上唇，暴露上颌牙，上提口角加深鼻唇沟。

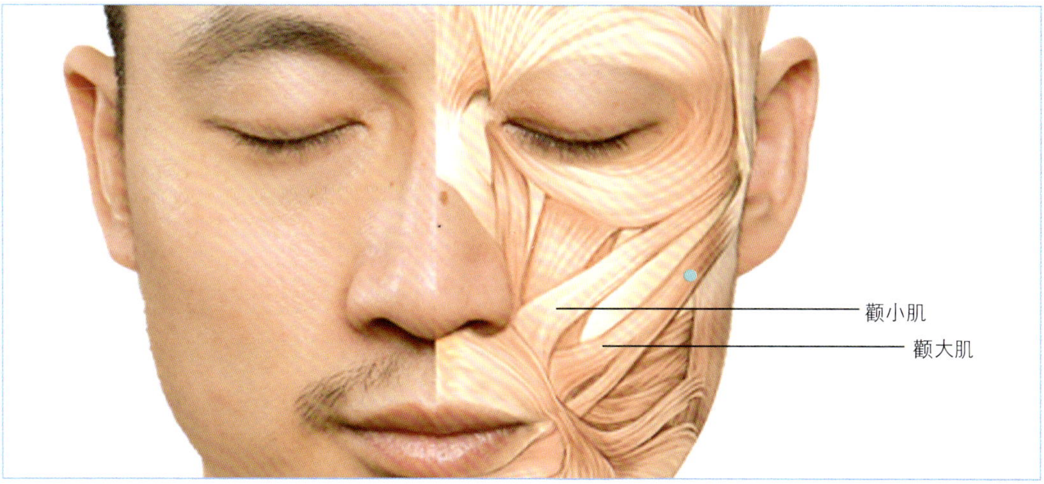

图 2.1.16 颧大肌和颧小肌解剖图与注射位点

注射方法及注意事项：

注射方法：通常仅注射颧大肌，通过弥散可覆盖颧小肌。注射位点为眼眶外侧缘至口角外侧肌肉汇集点连线中点，如图 2.1.16 所示。剂量：1.25~2.5U / 点。

注意事项：如口角向上方提拉不明显的患者可不注射；注意对称注射。

5. 提上唇鼻翼肌（图 2.1.17）

起止：其内眦头起自上颌骨额突之上方，向外下斜行并分为两束。其中一束附着于下侧鼻软骨和皮肤深层，另一束终止于上唇。

神经：面神经颧支和面颊支。

功能：中间部能使鼻孔扩大；外侧部可使上唇上提并外翻，使鼻唇沟顶部上升、加深，并增加其弧度。

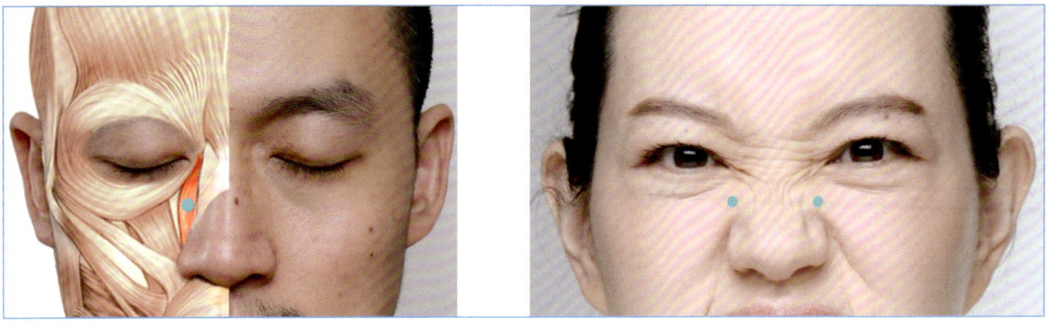

图 2.1.17 提上唇鼻翼肌解剖图与注射位点示意图

注射方法及注意事项：

注射方法：完成皱鼻提上唇动作时，在鼻翼旁球形隆起处注射。剂量：1.25~2.50U点。

注意事项：该肌肉注射可引起鼻唇沟变浅，口角下垂。选择注射时需谨慎。另外，该点注射，可弥散至横向鼻肌，对鼻纹明显患者，可选择对侧鼻肌少量注射。

6. 口轮匝肌（图 2.1.18）

起止：为围绕口裂数层不同方向的肌纤维组成的环形括约肌。

神经：面神经颊支和下颌支。

功能：闭唇、噘嘴、参与发音。

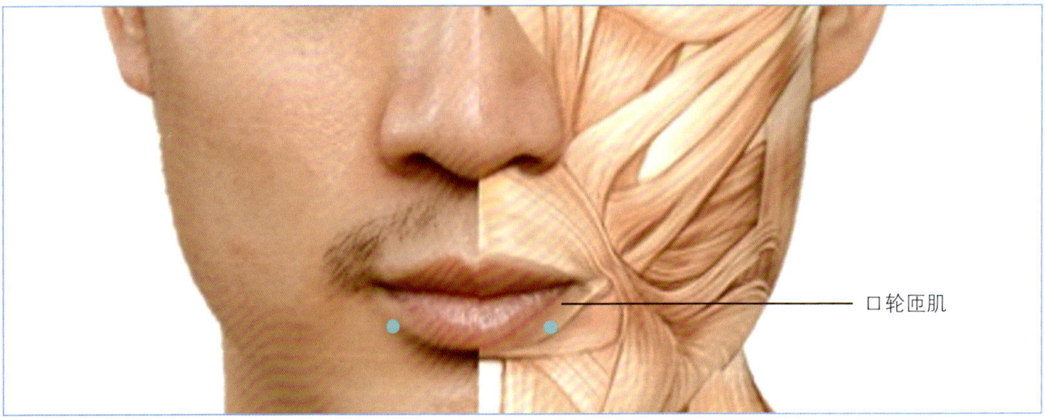

图 2.1.18 口轮匝肌解剖图与注射点位示意图

注射方法及注意事项：

注射方法：面肌痉挛患者多为口角向外上方牵拉，而非噘嘴，故口轮匝肌上唇处多无须注射，可选择下唇单点注射或不处理。剂量：1.25~2.50U / 点。

7. 笑肌（图 2.1.19）

起点：颧弓及腮腺前筋膜。

止点：口角。

神经：面神经面颊支。

功能：牵口角向外上。

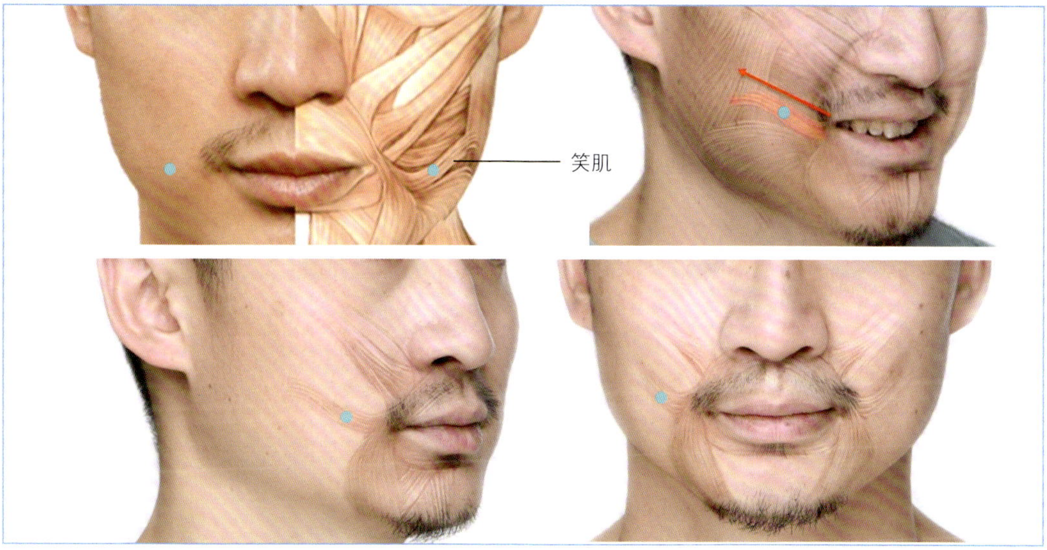

图 2.1.19 笑肌解剖图以及注射点位示意图

注射方法及注意事项：

注射方法：外耳道下缘至口角外侧缘连线中下 1/3 附近，该点进针较深，嘱患者咧嘴笑，针头可触及其肌腹。剂量：1.25~5.00U / 点。

8. 颏肌（图 2.1.20）

起点：下颌骨前方侧切牙根尖处骨面。

止点：颏部皮肤。

神经：面神经下颌支。

功能：使得下唇牙龈及下唇前伸。

注射方法及注意事项：

注射方法：于颏肌局部隆起处单点注射。剂量：1.25~5.00U / 点。

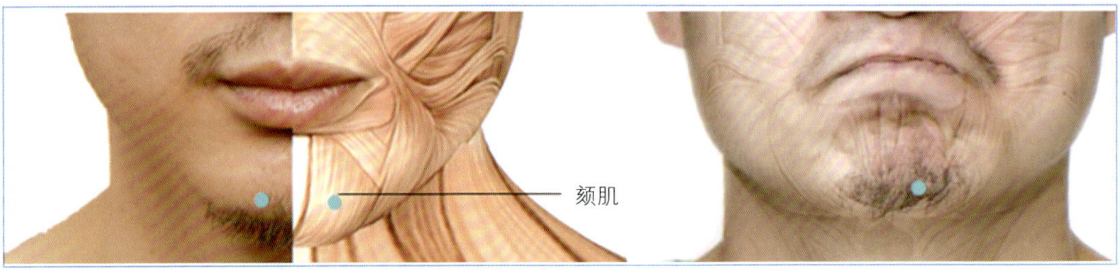

图 2.1.20 颏肌解剖图与注射点位示意图

9. 颈阔肌（图 2.1.21）

起点：胸大肌和三角肌表面的深筋膜。

止点：口角。

神经：面神经支。

功能：拉口角向下，使颈部皮肤出现皱褶。

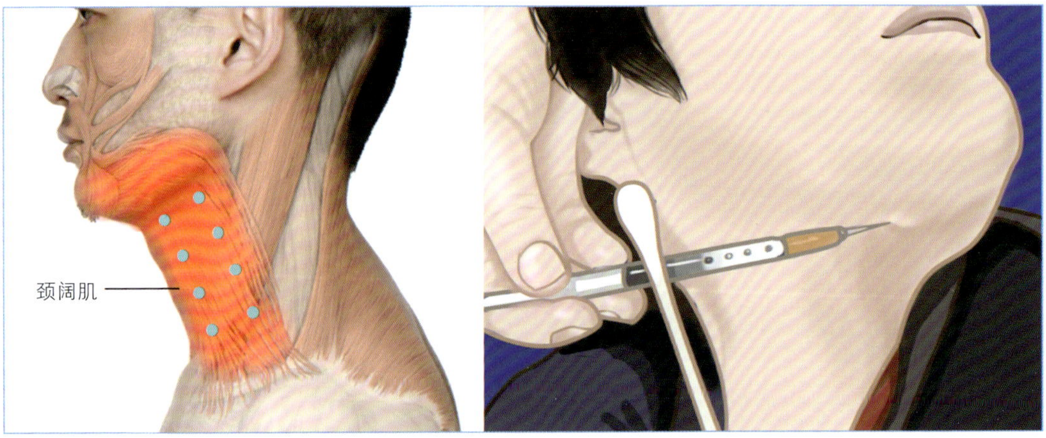

图 2.1.21 颈阔肌解剖与注射点位图、真人体表注射点标注图

注射方法及注意事项：

注射方法：颈部前方及外侧束状隆起处分点皮下注射。剂量：2.5~5.0U / 点。通常选择患者主观不适处注射。

10. 镫骨肌（图 2.1.22）

注射方法及注意事项：

因茎乳孔至镫骨肌距离在 3cm 之内，故通常经茎乳孔注射。

注射方法：耳垂后方，沿茎乳孔方向向前上进针至针尖可达范围，局部注射。剂量：5U。

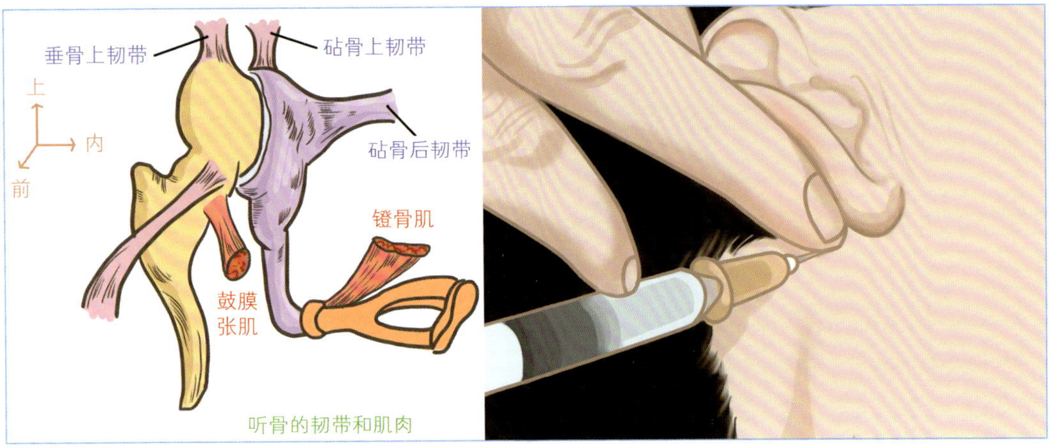

图 2.1.22 镫骨肌解剖图与注射进针方法

11. 耳旁肌（图 2.1.23）

起点：包括耳上肌、耳前肌、耳后肌。

神经：由面神经耳支支配。

注射方法：分 3~5 点注射。剂量：1.25~2.50U / 点。

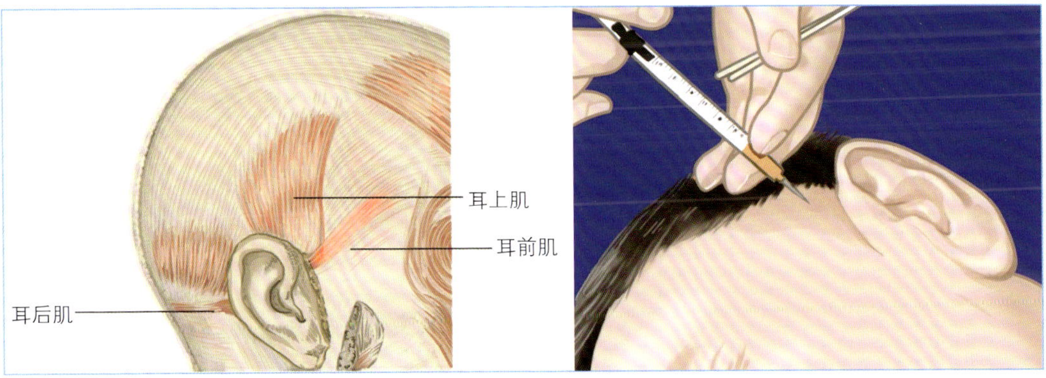

图 2.1.23 耳旁肌解剖与注射进针方向图示

Part 7 总剂量及调整

总剂量有一定个体差异（表 2.1.1），与患者累及面神经支配肌肉的范围和痉挛程度相关。

通常总剂量为 35~50U，少数人可用到 70~100U。

表 2.1.1 剂量的影响因素

影响因素	增加剂量	减少剂量
年龄	壮年	高龄
体重	结实	虚弱

续表

影响因素	增加剂量	减少剂量
靶肌肉肌腹	肥厚	萎缩
注射肌肉多少	单一	多
痉挛严重程度	重	轻
前次注射疗效	不够	
前次疗效时间	短，<12周	
前次注射副作用		明显
既往面瘫		存在

Part 8　面肌痉挛治疗中的面部美学

面部表情肌收缩的方向和产生皱纹的方向如图 2.1.24。

1. 上面部

对眉毛高低的影响（表 2.1.2）：

表 2.1.2　对眉毛高低的影响

肌肉	作用
额肌	提升眉毛
皱眉肌	向内、向下挤压眉毛
降眉间肌	降低眉毛
眼轮匝肌内侧	向内、向下牵拉眉毛
眼轮匝肌外侧	向下牵拉眉毛
上睑提肌	提拉上睑
降眉肌	降低内侧眉毛

注射前需观察患者静息状态下眉毛的高低与痉挛状态下眉毛的高低。注意上述两组肌肉注射对眉毛的影响，注意其效果的平衡。

对额纹、鱼尾纹、眉间纹的影响：如患者有相应的要求，应给予对称注射。

2. 下面部

下面部肌群的注射容易出现口角下垂、歪斜的副作用，治疗前应与患者商讨处理下面部肌痉挛。对部分满意于眼周痉挛缓解的患者，可不予下面部肌肉的处理。

治疗时根据患者痉挛范围和程度相应调整剂量，谨慎扩大注射范围，并注意对称注射。对于口角上提轻微的患者，可不予注射颧肌、提上唇鼻翼等上提口唇的肌肉。

Part 9　不良反应

不良反应包括注射靶肌肉无力相关反应、全身反应及注射局部的反应。一般均为自限性，通常 2~8 周可完全恢复。

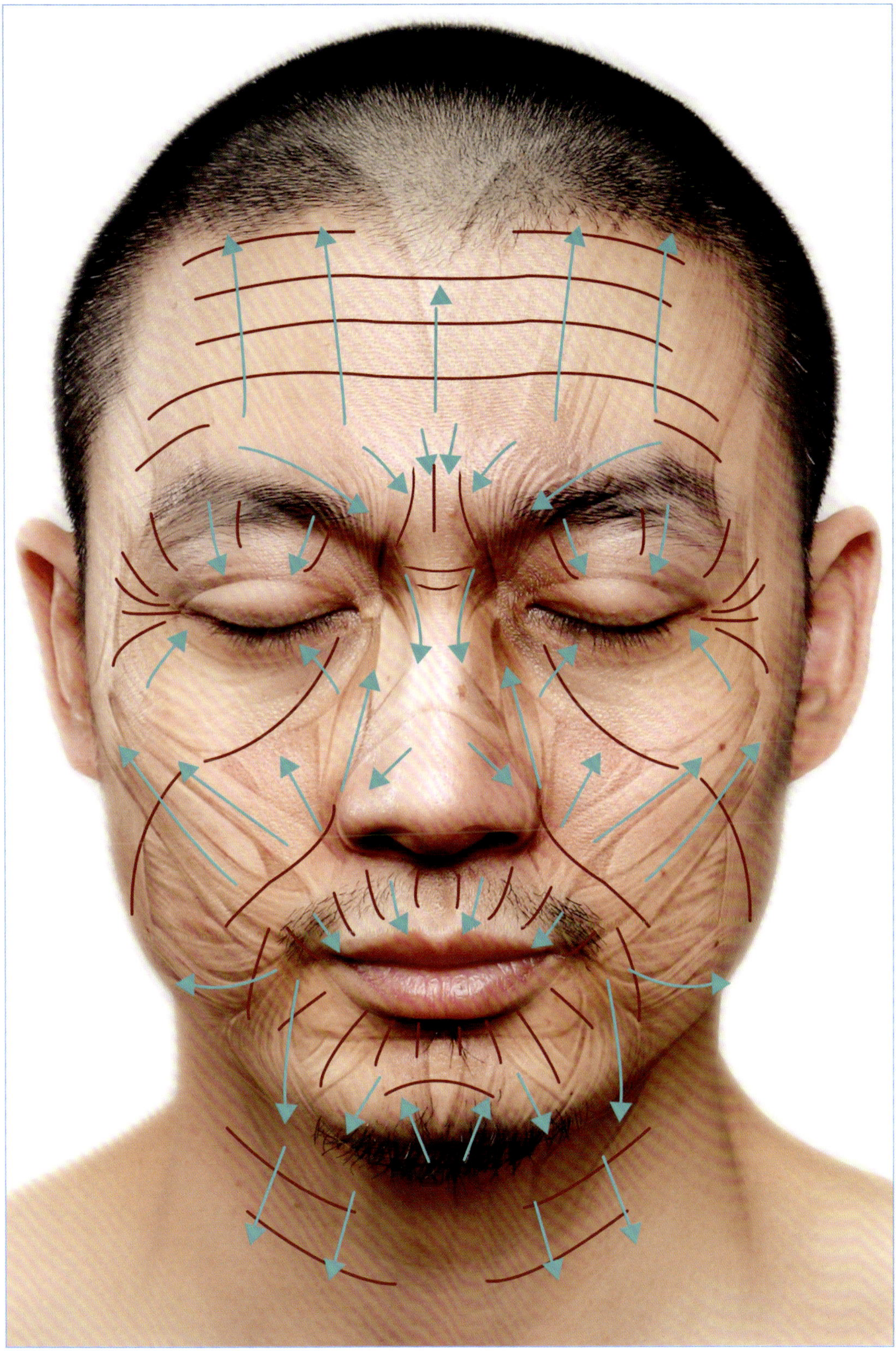

图 2.1.24 面部表情肌收缩的方向和产生皱纹的方向

1. 肌无力相关副反应

(1) 上睑下垂：与眼轮匝肌上睑注射相关，注射点尽量靠外侧，避免在上睑中部注射，注射后向外侧压迫止血。

(2) 复视及视物模糊：与眼轮匝肌注射相关，特别注意下睑内眦注射，避免过深及剂量过大。

(3) 额纹不对称和眉下垂：注意前额外侧点注射位点勿过低，尽量小剂量。可参见 Part 8。

(4) 流泪：与眼轮匝肌下睑内眦注射相关。注射位点勿过于接近眼角，避免过深及剂量过大。

(5) 口角下垂和闭合不良：与中下面部口唇提肌及口轮匝肌注射相关，可减少剂量，注意对称注射。可参见 Part 8。

2. 全身反应

(1) 罕有流感样综合征。

(2) 罕有全身性过敏。

(3) 中毒：多见于非正规场所注射非正规来源的肉毒毒素。

3. 注射局部的反应

(1) 局部皮疹：大多数小时到 1 天内消退。

(2) 眼睑和面部水肿：可能与痉挛消除、局部体液动力学改变相关，组织液体积聚导致眼睑水肿，通常 1~2 周内自行缓解。

(3) 皮肤瘀斑：治疗前有自发性出血及止血困难史，检查患者血小板数量和功能、PT、APTT。术前控制血压、避免饮酒。对于易出血患者可用 30G 针头，尽量避开血管，眉间肌群注射时，注射前回抽，注射后充分压迫止血。特别是下睑内侧及皮肤皮下组织松弛者，应特别注意及时压迫。

Part 10　疗效评估

一般注射后 2~5 天起效，1~2 周达高峰，疗效持续时间为 2.6~6.0 个月。

可利用以下量表及患者的主观感受进行疗效评估。

Cohen 评分

0 级：无痉挛；

1 级：外部刺激引起瞬目增多或面肌轻度颤动；

2 级：眼睑、面肌自发轻微颤动，无功能障碍；

3 级：痉挛明显，有轻微功能障碍；

4 级：严重痉挛和功能障碍。

JRS 评分

0 级：无痉挛。

Ⅰ级：受外部刺激后，眼睑不自主的瞬目次数明显增多。

Ⅱ级：轻度，眼睑肌肉的轻微颤动，无功能障碍。

Ⅲ级：中度，可见明显的眼睑肌肉痉挛，伴有轻度功能障碍。

Ⅳ级：重度，除明显的眼睑肌肉痉挛外，常伴有严重的功能障碍，影响阅读和驾驶。

第二章 眼睑痉挛（Blepharospam）

Part 1 疾病概况

眼睑痉挛（Blepharospasm）为眼轮匝肌不自主收缩引起的双侧眼睑阵发性或持续性的闭合，是一种常见的局灶性肌张力障碍。

一般起病隐匿，大多中年发病。患病率不同文献报道为 16.3~68.2/1000000 不等。

作者所在肉毒毒素治疗中心关于肌张力障碍的流行病学调查显示，眼睑痉挛患者占所有局灶性肌张力障碍患者的 56.4%，其男女发病比例为 1 ∶ 2.15，平均起病年龄为 52.5 ± 10.7 岁。

当合并口下颌肌张力障碍时，被称为眼睑—口下颌肌张力障碍，又叫 Meige 综合征（图 2.2.1），属于节段性肌张力障碍。可由初始单纯眼睑痉挛或口下颌肌张力障碍进展而来。参见“口下颌肌张力障碍”章节，本章不再详细介绍。

Part 2 临床表现

患者起病早期多以眼干不适，瞬目次数增多为主要表现，疾病发展可出现阵发性睁眼困难，影响行走、开车等日常生活，严重时可导致功能性盲。大多数双眼起病。

疾病早期可存在感觉诡异，表现为用手触摸额头、脸颊或是佩戴墨镜等可使症状一过性缓解。

Part 3 诊断与鉴别诊断

1. 诊断

眼睑痉挛诊断的主要依据是病史及眼睑不自主收缩的特点。肌电图（electromyography，EMG）记录到眼轮匝肌肌群放电位有助于该病的诊断。

2. 鉴别诊断

（1）抽动症：主要表现为皱眉眨眼时易与眼睑痉挛相混淆。但抽动症多为快速、刻板、重复的动作，可部分自我控制。仔细观察大多数患者存在其他部位抽动。

(2) 眼睑失用：多见于神经变性疾病，如帕金森叠加综合征（PSP 较多见）。眼睑失用多与眼睑痉挛合并，表面肌电图有助于鉴别。

(3) 眼睑下垂：神经内科脑干、动眼神经、神经肌肉接头及肌肉疾病可表现为眼睑下垂，需仔细进行神经系统查体有助于鉴别，该类疾病多为肉毒毒素注射禁忌。

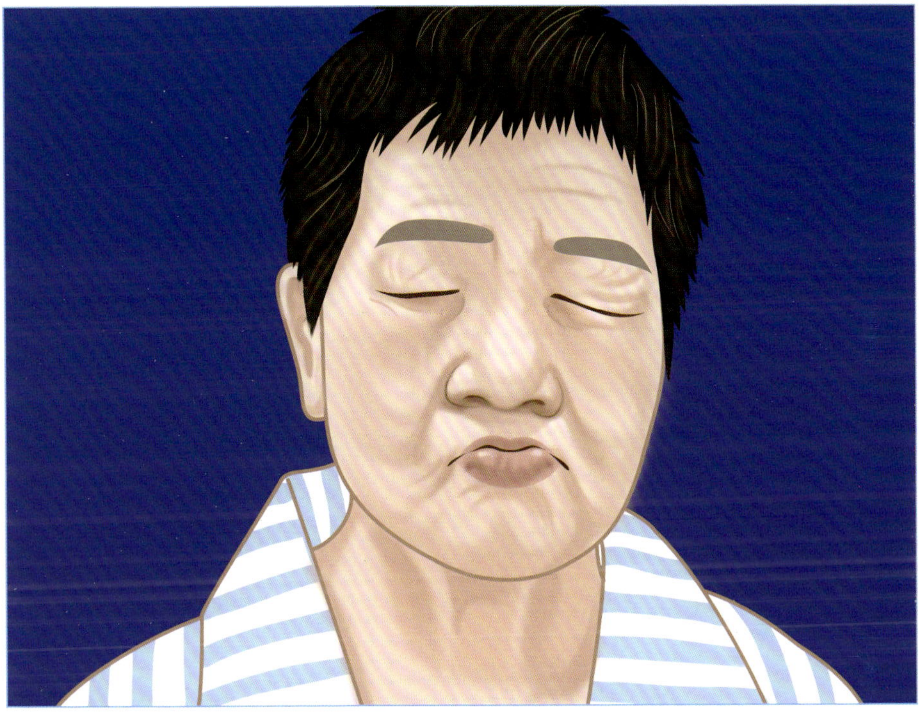

图 2.2.1 Meige 综合征患者示意图

Part 4 眼睑痉挛治疗方法

(1) 口服药物：同其他肌张力障碍类似，眼睑痉挛患者可选用抗胆碱能药物，如苯海索；肌松药，如巴氯芬；苯二氮䓬类药物，如氯硝西泮。但这些药物的疗效有限，且因加量过程出现口干、头晕等副作用，大多患者耐受性较差。

(2) 肉毒毒素治疗：在肉毒毒素治疗出现之前，眼睑痉挛没有有效的药物或是手术治疗方法。眼睑痉挛是美国食品和药品管理局（FDA）最早批准的肉毒毒素的临床适应证之一。循证医学（包括两个Ⅱ类的临床研究）证明 A 型肉毒毒素用于治疗眼睑痉挛是安全有效的，推荐等级为 A 级。与同是面部肌肉运动障碍的面肌痉挛相比，眼睑单次注射的平均疗效时间较短（2.5 个月），长期重复治疗有效，但似有疗效减低的趋势。

Part 5 肉毒毒素治疗方法及注意事项

治疗方法：治疗以眼周肌肉注射为主，主要为眼轮匝肌、皱眉肌及降眉肌的注射，注射位点见图 2.2.2 所示。与面肌痉挛相比，眼睑痉挛单点注射剂量偏大，为 3~6U / 点。

上睑靠近眼睑边缘可增加睫状束（又称睑板肌）的注射，双侧各皮下注射 1U。需紧贴睑缘，避免位点过高。

常用总注射剂量 50~70U，按个体差别可调整至 30~100U 不等。

注意事项：上睑的注射点相对于眶隔部，睑板区的注射疗效更佳。避免直接注射上睑中部以免药物弥散到上睑提肌，导致上睑下垂，且避免注射过深。

Part 6　不良反应

A 型肉毒毒素治疗眼睑痉挛的副作用的发生率比较低，一般均为可逆，2~8 周可完全恢复。其中最常见的副作用为与靶肌肉相关的肌肉无力以及局部瘀青等。

（1）上睑下垂：与眼轮匝肌上睑注射相关，避免在上睑中部注射。

（2）复视及视物模糊：与眼轮匝肌注射相关，特别注意下睑内眦的注射，避免多、深及剂量过大。

（3）皮肤瘀斑：治疗前有自发性出血及止血困难史，检查患者的血小板数量和功能、PT、APTT。术前控制血压、避免饮酒。对于易出血患者可用 30G 针，尽量避开血管，注射前回抽，注射后充分压迫止血。特别是下睑内侧及皮肤皮下组织松弛者，应特别注意。

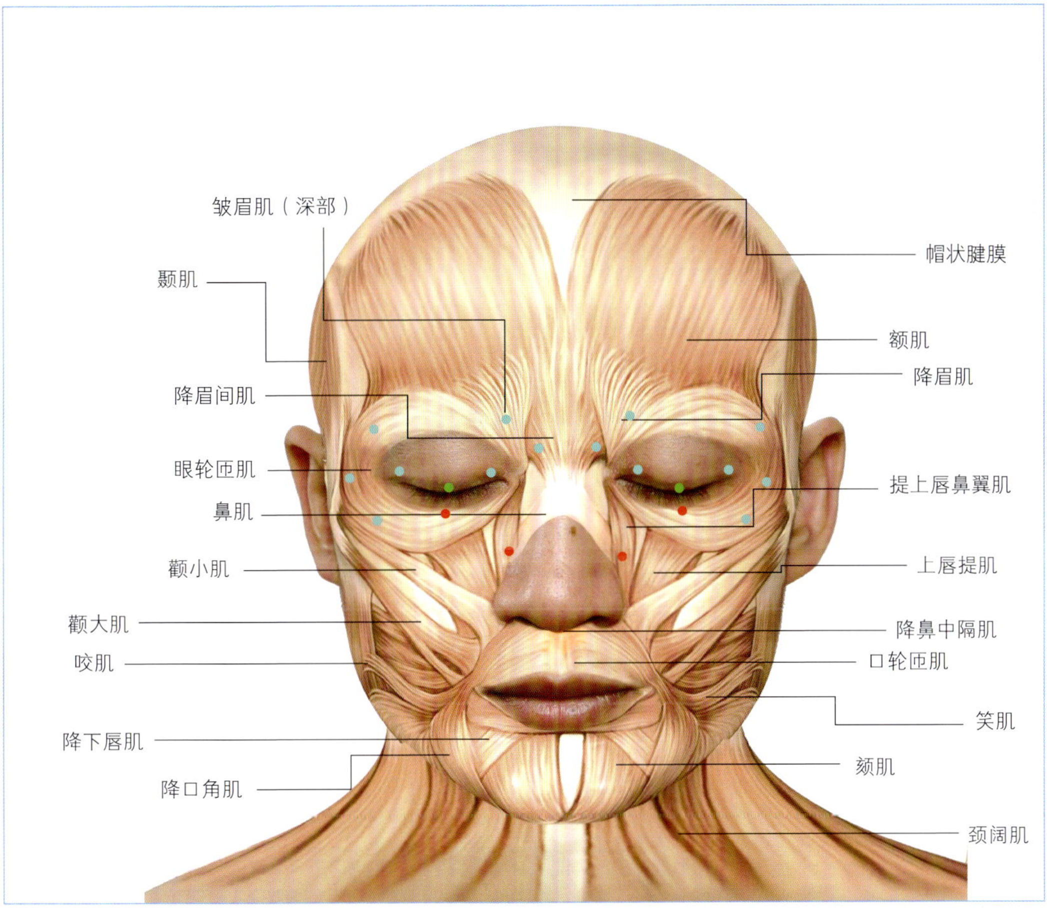

图 2.2.2 治疗位点示意图

蓝色点：每点 3~6U；红色点：每点 2~3U，鼻旁选择性注射；绿色点：每点 1U，紧贴睑缘

第三章 口下颌肌张力障碍 （Oromandibular Dystonia）

Part 1 疾病概况

口下颌肌张力障碍（Oromandibular dystonia，OMD）是指肌张力障碍累及口周、鼻旁、面下部肌肉，可以是成人局灶性肌张力障碍的一种独立存在形式或为更广泛分布的节段性或全身性肌张力障碍的一部分。

口下颌肌张力障碍多见于女性，中年起病较常见，美国人群中的发病率为6.9/100000。作者所在的肉毒毒素治疗中心关于肌张力障碍的流行病学调查显示，口下颌肌张力障碍不合并其他部位肌张力障碍的患者占所有局灶性肌张力障碍患者的2.91%，其男女发病比例为1：2.67。更常见的是口下颌肌张力障碍合并眼睑痉挛。

Part 2 临床表现

口下颌肌张力障碍为口周、鼻旁、面下部肌肉的不自主收缩，导致面下部肌肉痉挛，引起不自主张口、闭口、咬舌、磨牙、下颌扭动、舌在口内伸缩等各种动作（图2.3.1）。常在讲话、进食时加重，可严重影响患者的进食、言语功能以及形象和自尊。部分患者也存在感觉诡异，可通过触摸面颊、嚼口香糖、咬牙签等缓解症状。

Part 3 诊断与鉴别诊断

1. 诊断

口下颌肌张力障碍的诊断主要依据病史及口下颌部肌群不自主收缩的特点。肌电图（electromyography，EMG）可记录到靶肌肉肌群放电位有助于该病的诊断。

2. 鉴别诊断

口下颌肌张力障碍需要特别注意与以下疾病相鉴别。

（1）迟发性运动障碍：起病前有长期服用抗精神病药物、抑郁症药物、胃药[如甲氧氯普胺（胃复安）]、钙离子拮抗剂等病史。以口周运动障碍最常见，包括转舌及伸舌运动、颌部咀嚼运动及噘嘴等，可合并有后仰型颈部肌张力障碍。除可予肉毒毒素局部注射治疗外，需要调整原基础用药。

(2) 棘红细胞增多症：以口面部不自主运动、肢体舞蹈症最常见，可伴痫样发作、智力减退、周围神经病。是一种遗传性疾病。舌咬伤为其口下颌不自主运动的特征性表现。如患者合并有唇舌咬伤，注意警惕是否存在棘红细胞增多症。周围血棘红细胞计数 > 3% 可帮助诊断该病。

(3) 磨牙症：目前认为磨牙症是高级中枢不正常兴奋导致三叉神经功能紊乱，三叉神经支配咀嚼肌发生强烈持续性非功能性收缩引起。磨牙症相关的下颌肌肉收缩一般出现在夜间，这与肌张力障碍通常夜间或睡眠时减轻或消失的特点不同。

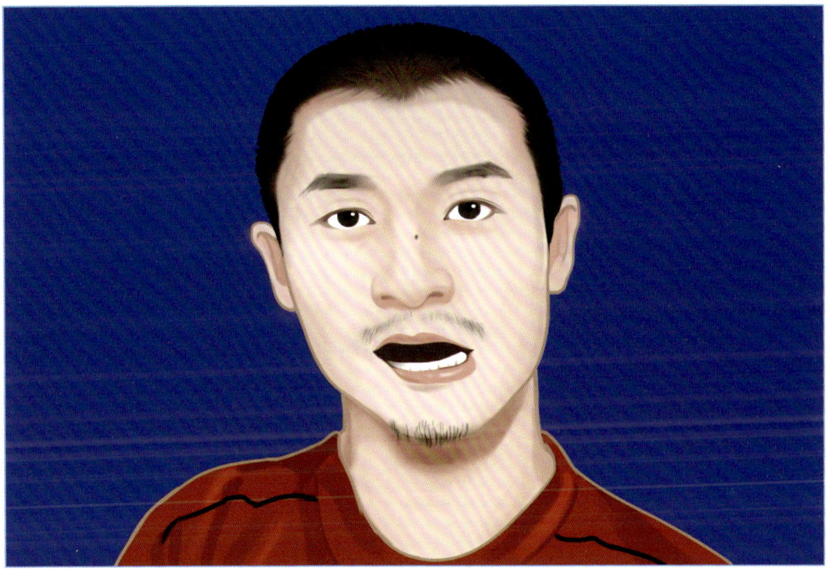

图 2.3.1 口下颌肌张力障碍患者

Part 4 口下颌肌张力障碍治疗方法

(1) 口服药物：同其他肌张力障碍类似，口下颌肌张力障碍患者可选用抗胆碱能药物，如苯海索；肌松药，如巴氯芬；苯二氮䓬类药物，如氯硝西泮。但这些药物的疗效有限，且因加量过程出现口干、头晕等副作用，大多患者耐受性较差。

(2) 肉毒毒素治疗：口下颌肌张力障碍是较难治疗的局灶性肌张力障碍之一。美国神经病学学会未对肉毒毒素治疗口下颌肌张力障碍做出推荐，与其临床循证医学依据不足有关。但仍有研究证实，肉毒毒素可以有效治疗口下颌肌张力障碍，特别是对张口型、闭口型及侧移型口下颌肌张力障碍有较好的疗效，且可明显缓解局部肌肉痉挛引起的疼痛。

Part 5 具体受累肌肉的解剖、治疗方法及注意事项

1. 口轮匝肌（图 2.3.2）

起止：为围绕口裂数层不同方向的肌纤维组成的环形括约肌。

神经：面神经颊支和下颌支。

功能：闭唇、噘嘴、参与发音。

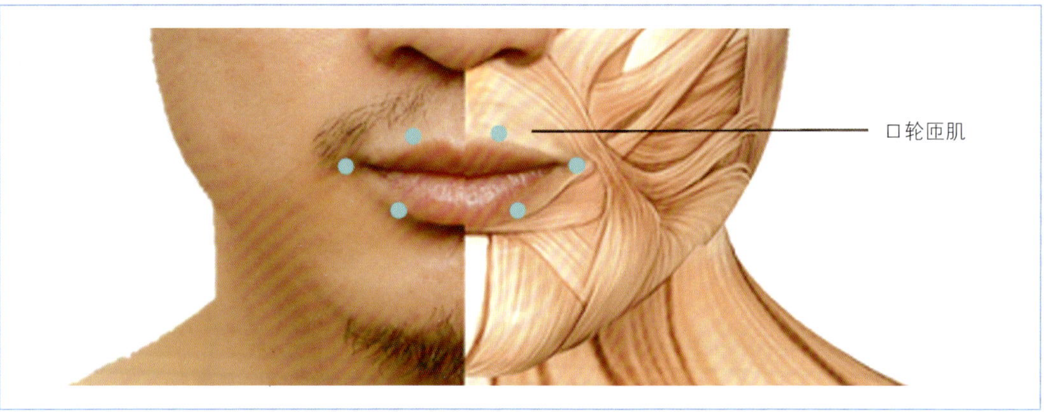

图 2.3.2 口轮匝肌解剖图与注射位点图

注射方法及注意事项：

注射方法：口下颌肌张力障碍患者的口轮匝肌痉挛多为噘嘴，故口轮匝肌注射与面肌痉挛不同，上下唇各注射 2~4 点。剂量 1.25~2.50U / 点。

注意事项：注射过量可影响唇形，并引起闭嘴不紧。

2. 咬肌（图 2.3.3、图 2.3.4）

起点：颧弓下颌突和颧弓。

止点：下颌支外面及下颌骨咬肌粗隆。

神经：下颌神经咬肌支。

功能：在咬合时上提下颌骨（闭口），是咬合动作的主要执行肌肉。

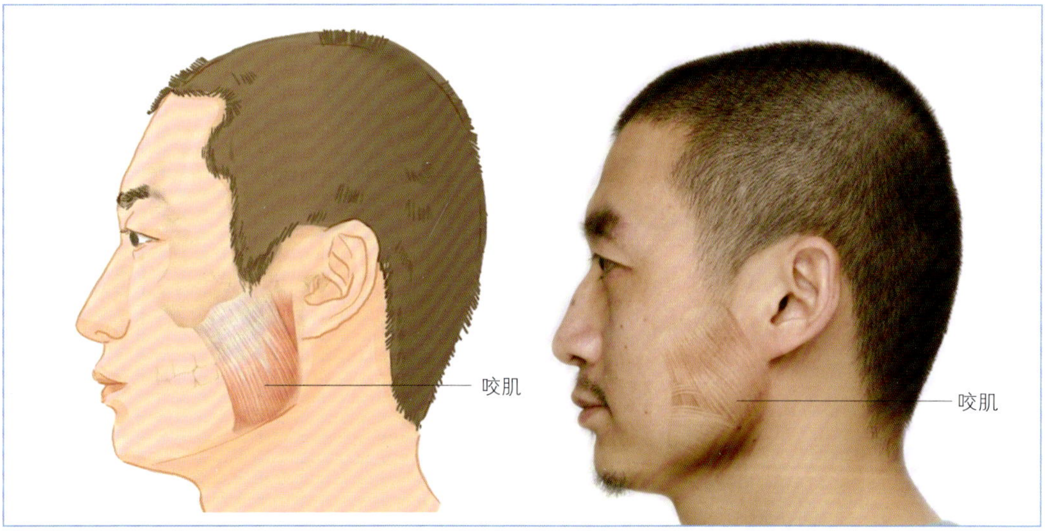

图 2.3.3 咬肌解剖图

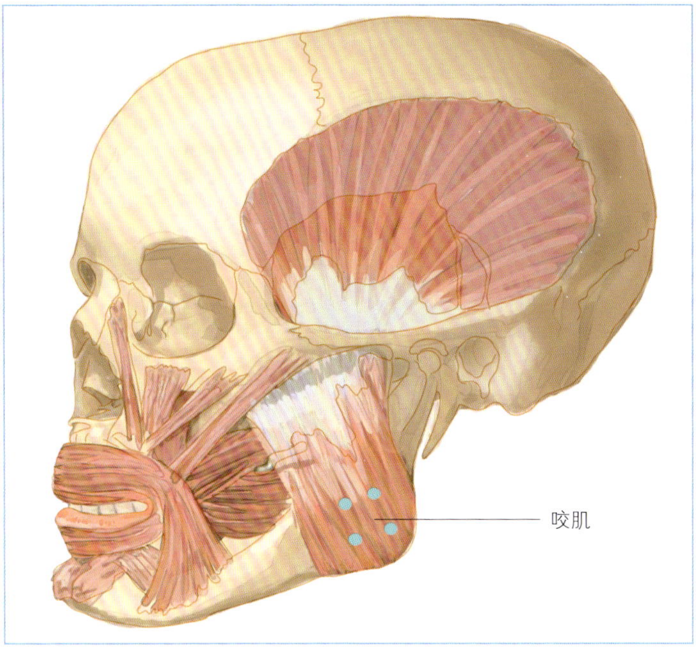

图 2.3.4 咬肌注射位点图

注射方法及注意事项：

注射方法：注射时触及咬肌肌肉隆起处，以其为中心，分 2~4 点注射。因为咬肌肌肉较深，应该注意肌肉内注射深度。建议剂量 25~50U / 侧。

注意事项：避免在耳屏至口角连线之上注射，药物易弥散至颧肌及上唇提肌群导致口角下垂。单侧注射可引起咬肌萎缩。

3. 颞肌（图 2.3.5、图 2.3.6）

起点：颞窝。

止点：下颌骨喙突。

神经：下颌神经前主干颞深支。

功能：上提下颌骨（闭口），后部肌束可将下颌骨拉向后。

注射方法及注意事项：

注射方法：颞肌为扇形分布，注射时可嘱患者做咬合动作，触及颞肌，分点肌肉内注射。剂量：10~25U / 侧。

注意事项：单侧注射可引起颞肌肌腹萎缩。

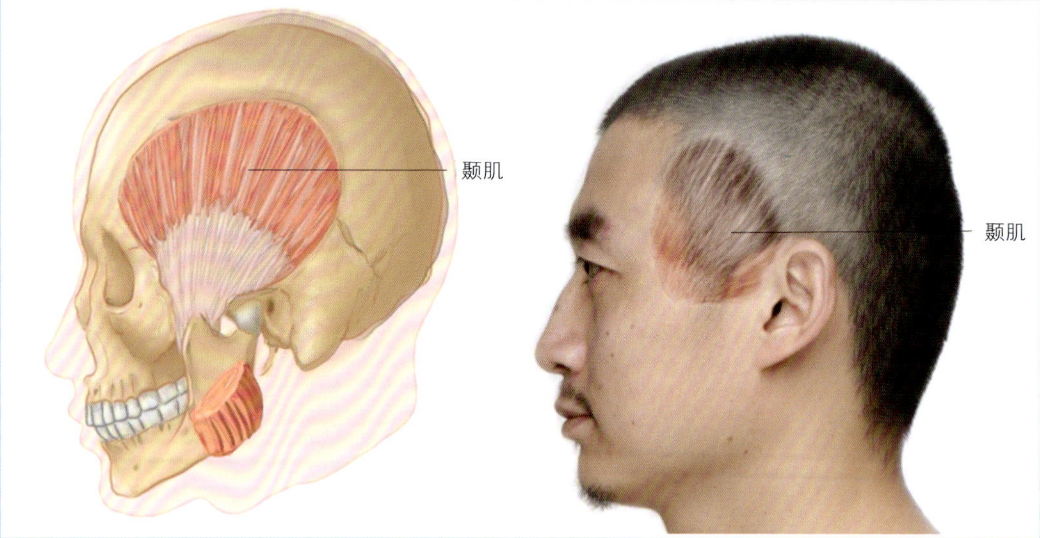

图 2.3.5 颞肌解剖图

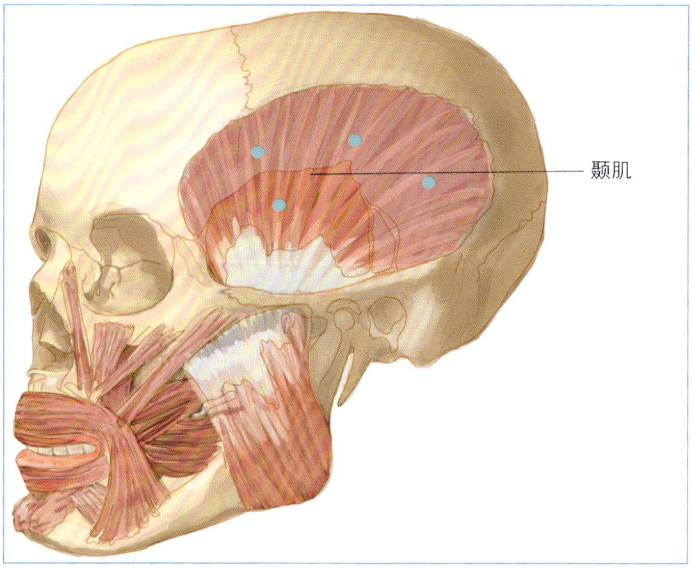

图 2.3.6 颞肌注射位点图

4. 翼内肌（图 2.3.7）

起点：深头起自翼外板的内侧面和腭骨锥突，浅头起自腭骨锥突和上颌结节。

止点：下颌角内面的翼肌粗隆。

神经：下颌神经翼内支。

功能：上提下颌参与闭口，辅助下颌前伸和侧方运动。单侧收缩使下颌骨向对侧方向移动，双侧收缩使下颌骨前伸。

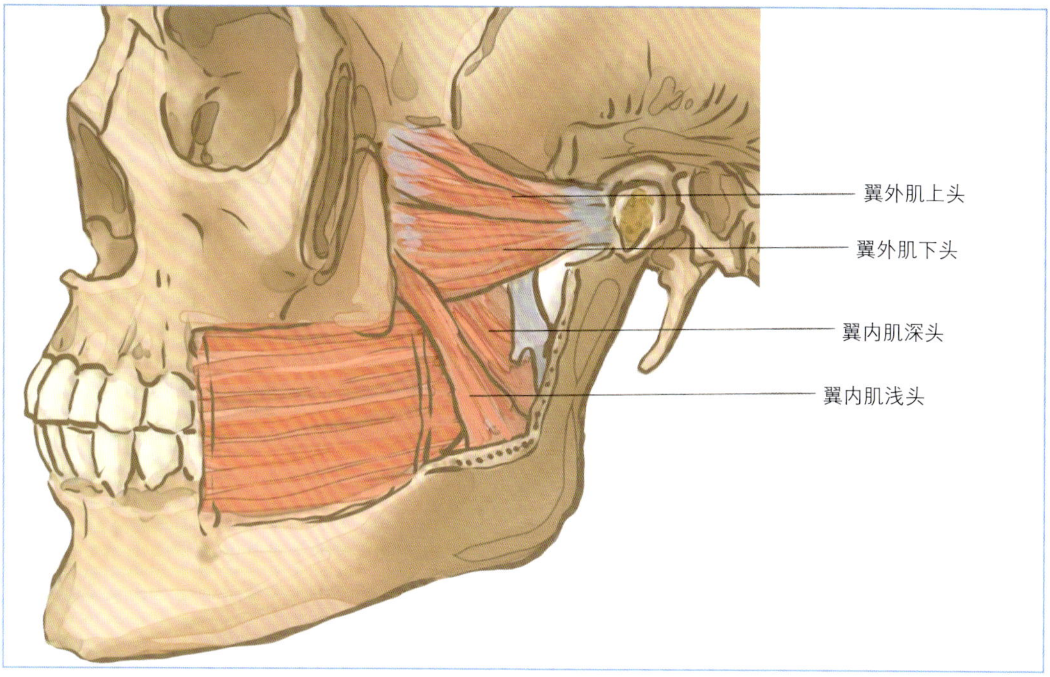

图 2.3.7 翼内外肌解剖图

注射方法及注意事项：

注射方法：建议在肌电图的引导下，口内单点肌肉内注射，在下磨牙后方进针。张嘴做咬合动作时可及强直电位。剂量：10~20U / 点。

注意事项：药物易弥散至腭肌而发生鼻音。

5. 翼外肌（图 2.3.7）

起点：上头起于蝶骨大翼的颞下面和颞下嵴，下头起于翼外板的外侧面。

止点：下颌颈。

神经：下颌神经及颊神经支。

功能：单侧收缩使下颌骨向对侧方向移动，双侧收缩使下颌骨前移，并参与开口。

注射方法：

注射方法：建议在肌电图的引导下，单点肌肉内注射。外耳道前约 35mm，颧弓下 10mm，方向向上倾斜进针。剂量：20~50U / 点。

6. 颏舌肌（图 2.3.8）

起点：下颌体后面的颏棘。

止点：舌中线两侧。

神经：舌下神经。

功能：一侧颏舌肌后部纤维收缩舌头向前和对侧伸，两侧颏舌肌后部纤维收缩舌头向前伸，一侧颏舌肌前部纤维收缩舌头同侧后缩，两侧颏舌肌前部纤维收缩舌头后缩。

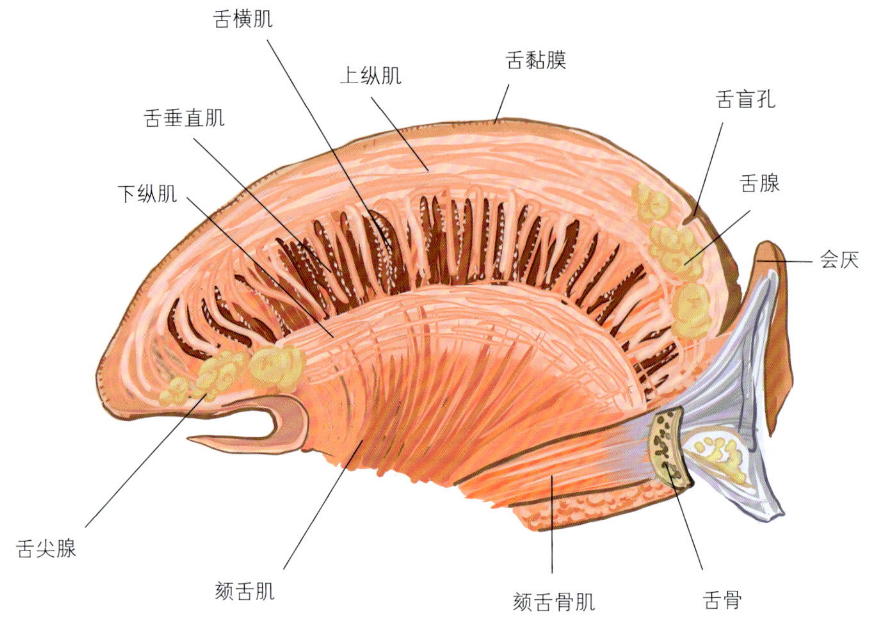

图 2.3.8 颏舌肌解剖图

注射方法及注意事项：

注射方法：建议在肌电图的引导下，可经口或经皮注射。

经口注射时在舌根部注射，每侧各 1 点，5~15U；或舌侧面中部注射每侧各 1 点，5~10U。但因舌肌受累时，患者舌肌往往在口内不自主活动，注射难度较大。且经舌面注射较为疼痛，患者耐受性差。

也可选择经皮注射：每侧各 1 点，5~15U，注射深度较深，可达 6~10cm，需特殊肌电图的引导针头。嘱患者行伸舌动作时可见强直电位。

注意事项：舌肌注射后，可能出现舌根后坠、吞咽障碍和构音障碍，严重时甚至发生吸入性肺炎、窒息。故首次治疗患者，建议小剂量注射，可单侧先注射。之后可按其对药物的反应逐渐调整剂量。

7. 舌骨上肌群（图 2.3.9）

舌骨上肌群包括二腹肌、下颌舌骨肌、茎突舌骨肌和颏舌骨肌。

二腹肌：分前、后腹及中间腱，前腹起于二腹肌窝，后腹起于乳突内侧。中间腱借筋膜形成滑车系于舌骨。神经支配：前腹，三叉神经中下颌神经的下颌舌骨肌支；后腹，由面神经在颅外进入腮腺前的分支二腹肌支支配。

茎突舌骨肌：位于二腹肌后腹之上，起自茎突，止于舌骨。神经支配：面神经二腹肌支。

下颌舌骨肌：位于二腹肌前腹深面，起于下颌骨，止于舌骨。神经支配：下颌神经的下颌舌骨肌支。

颏舌骨肌：起于下颌骨内面的下颏棘，向后止于舌骨体的浅面。神经支配：由第一颈神经前支支配。

功能：吞咽时下颌骨固定，舌骨上肌群收缩上提舌骨，使舌升高，推挤食团入咽，并关闭咽颊协助进食。舌骨固定时，共同拉下颌骨向下而张口。

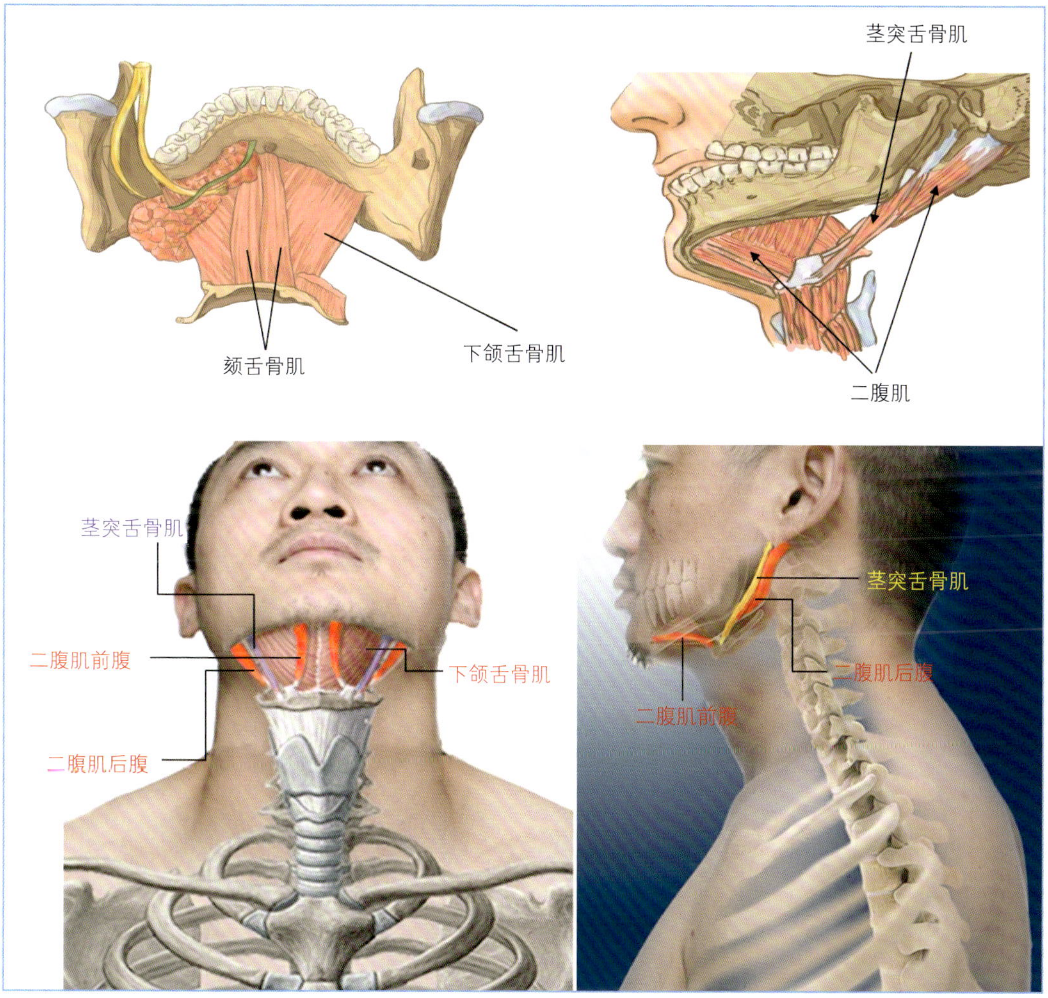

图 2.3.9 舌骨上肌群解剖图

注射方法及注意事项：

注射方法：建议在肌电图的引导下，在中线外侧 10mm 进针，每侧 1~2 点，每点 5~10U。

注意事项：舌骨上肌群注射易发生吞咽障碍，在下颌张开型口下颌肌张力障碍患者中，可作为备选治疗位点，而非常规注射位点。治疗时从小剂量起始。

Part 6 异常运动受累肌肉

异常运动受累肌肉见表 2.3.1。

表 2.3.1 异常运动受累肌肉

临床表现	可能累及的肌肉
下颌闭合	咬肌、颞肌、翼内肌
下颌张大	翼外肌、舌骨上肌群
下颌偏斜	对侧翼内肌、翼外肌
下颌前伸	翼内肌、翼外肌
噘嘴	口轮匝肌
颈前肌肉痉挛	颈阔肌
伸舌	颏舌肌

Part 7 不良反应

(1) 肌无力相关副反应：口下颌肌张力障碍患者接受肉毒毒素治疗的副作用主要和注射靶肌肉的无力有关，呈现剂量相关性，常见的副反应包括吞咽困难、构音障碍、咀嚼无力等，需事先告知，进行心理支持和进食指导。

(2) 舌骨上肌群的注射均容易出现吞咽困难，注射前需要评估利弊，与患者充分沟通，获得知情同意。下颌张开型患者，我们建议先选择翼外肌注射，对疗效不佳者再予舌骨上肌群小剂量注射。出现吸入性肺炎患者，需评估是否需要管饲帮助患者过渡。

(3) 接受翼外肌注射的患者，因可能出现腭肌无力导致鼻音重。在肌电图的引导下注射可以减少副作用的发生。

(4) 咬肌及颞肌的注射可能出现咀嚼无力。咬肌注射时如位点不当可能影响腮腺功能，引起唾液分泌减少。

上述副作用均为一过性，多在 1 周左右发生，2~4 周好转。对口下颌肌张力障碍患者，笔者推荐在肌电图引导下精准注射以减少副作用的发生。

第四章　面颈部抽动障碍 (Faciocervical Tic Disorder)

Part 1　疾病概况

抽动障碍是一种不随意的突发、快速、重复、非节律性、刻板的单一或多部位肌肉运动或发声为表现的神经精神疾病。可在短时间内受意志控制，应激紧张时加重，睡眠时减轻或消失。

其发病是遗传、生物、心理和环境因素相互作用的综合结果，确切病因和发病机制不清。中枢神经递质失衡、纹状体多巴胺活动过度或突触后多巴胺受体超敏感为其发病机制的关键环节。

起病年龄2~21岁，以5~10岁最为多见。病情通常在10~12岁最严重；男性明显多于女性，男女之比为（3~5）：1。国外报道，学龄儿童抽动障碍的患病率为12%~16%，慢性运动或发生抽动障碍的患病率为1%~2%，Tourette综合征的终身患病率为4/10000~5/10000。

本章节重点介绍面颈部受累的抽动障碍。

Part 2　临床表现

抽动的表现复杂多样，其中运动性抽动是指头面部、颈肩、躯干及四肢肌肉不自主、突发、快速收缩运动；发声性抽动实际上是口鼻、咽喉及呼吸肌群的收缩，通过鼻、口腔和咽喉的气流而发声。运动性抽动或发声性抽动可进一步分为简单和复杂两类。与其他运动障碍不同，抽动是在运动功能正常的情况下发生的。

根据临床特点和病程长短，本病可分为短暂性抽动障碍、慢性抽动障碍和Tourette综合征（Tourette syndrome，TS）3种类型。短暂性抽动障碍是最多见的一种类型，表现为一种或多种运动性抽动和（或）发声性抽动，病期至少持续2周，但不超过1年。一般以眼肌、面肌和颈部肌肉抽动最为多见。慢性抽动障碍表现为简单或复杂的运动抽动（某些肌群的抽动）或发声抽动，但运动和发声抽动两种症状不同时存在，病程在1年以上。Tourette综合征又称多发性抽动症，是病情相对较重的一型，既表现有运动性抽动，又兼有发声性抽动，但二者不一定同时出现，病程在 1 年以上。

Part 3 抽动障碍的诊断

该病的诊断尚缺乏特异性诊断标准，主要依赖于临床表现，依据患者的抽动症状及相关伴随精神行为表现进行诊断。脑电图及神经影像学检查一般无特异性表现，主要用于排除其他器质性锥体外系疾病。

Part 4 抽动障碍的治疗

目前抽动障碍一般采用综合治疗，包括药物治疗、心理治疗、肉毒毒素治疗和神经调控治疗。

1. 药物治疗主要包括以下 4 类

（1）多巴胺受体阻滞剂：包括氟哌啶醇、硫必利、舒必利、利培酮等。主要的副作用为镇静和锥体外系副作用。其中硫必利和哌咪清是治疗抽动障碍的一线药物。

（2）中枢性 α－受体激动剂：可乐定，其主要副作用为镇静。

（3）选择性 5- 羟色胺再摄取抑制剂（SSRI）：为新型抗抑郁药物，还可用于抽动合并强迫障碍。

（4）其他药物：托吡酯、氯硝西泮、丙戊酸钠等。

对于难治性抽动障碍患者需要联合给药。

2. 心理治疗

3. 神经调控治疗

神经调控治疗包括重复经颅磁刺激、脑电生物反馈、深部脑刺激等，可尝试用于难治性抽动障碍。其中深部脑刺激疗效较确切，但属于有创治疗，主要用于 12 岁以上或成人难治性抽动障碍的治疗。

4. 肉毒毒素局部注射治疗

循证医学（包括 1 个Ⅱ类的临床研究和一个Ⅳ类的临床研究）证明 A 型肉毒毒素用于治疗抽动障碍可能有效。推荐等级为 C 级。

对以下类型的难治性抽动障碍可考虑肉毒毒素治疗：

（1）难治性发声性抽动。

（2）难治性症状局限的运动性抽动，对抽动广泛、形式多变的患者不建议肉毒毒素治疗。

（3）不能耐受或不适合口服药物治疗的患者，可选择抽动较突出的部位进行治疗。

Part 5 肉毒毒素治疗方法

按照不同的抽动涉及的范围选择靶肌肉进行注射，治疗方法参照相应章节。

常见面颈部抽动障碍列举如下，局部肌肉的详细注射方法及注意事项参见本书相应章节。

1. 皱眉

皱眉主要注射皱眉肌和降眉间肌（图 2.4.1），2~5U / 点。

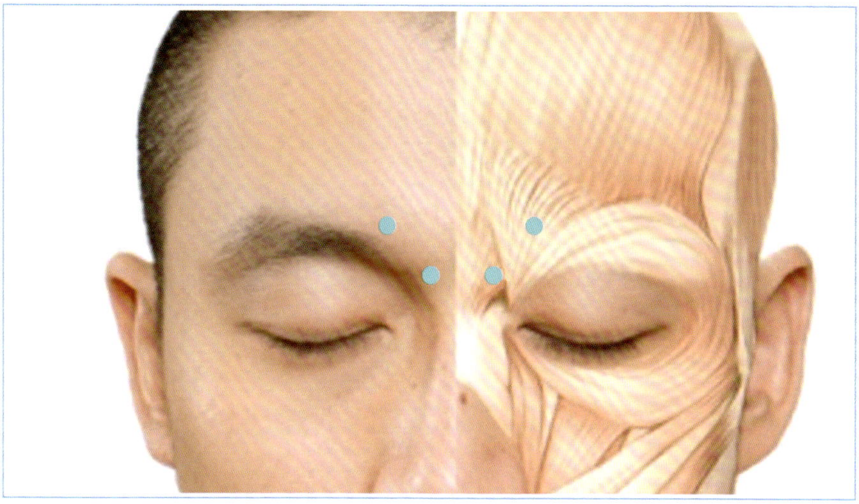

图 2.4.1 皱眉注射皱眉肌和降眉间肌

2. 眨眼

眨眼主要注射眼轮匝肌睑部（图 2.4.2），2~4U / 点，下睑内眦 1~2U / 点。

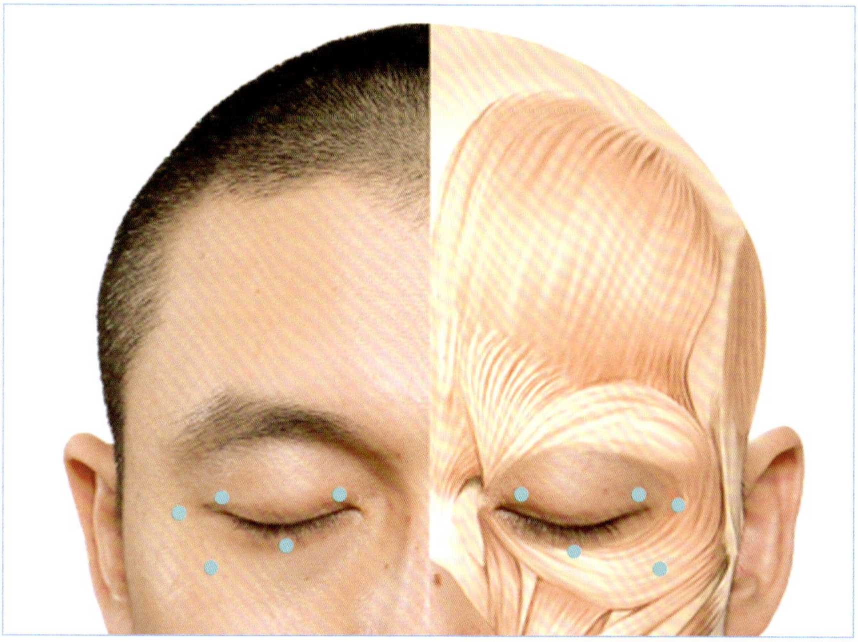

图 2.4.2 眨眼注射眼轮匝肌睑部

3. 皱额

皱额主要注射额肌（图 2.4.3），2~5U / 点。

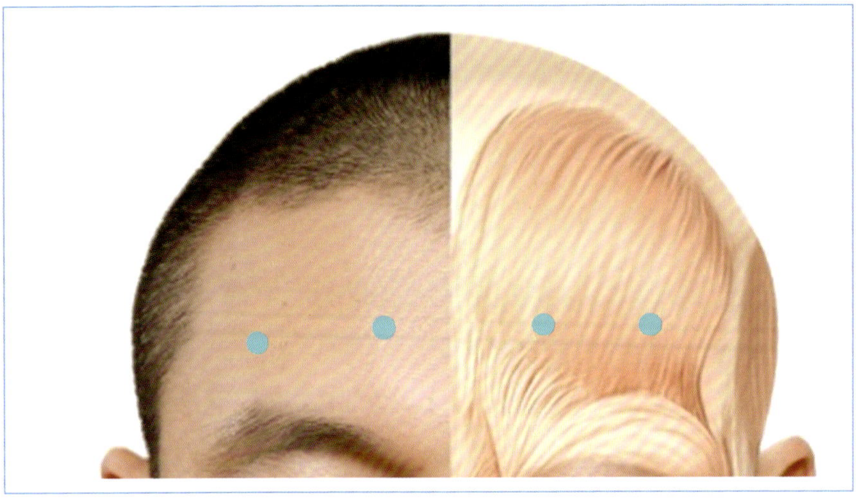

图 2.4.3 皱额注射额肌

4. 皱鼻

皱鼻主要注射降眉间肌和鼻肌（图 2.4.4），1.5~3.0U / 点。

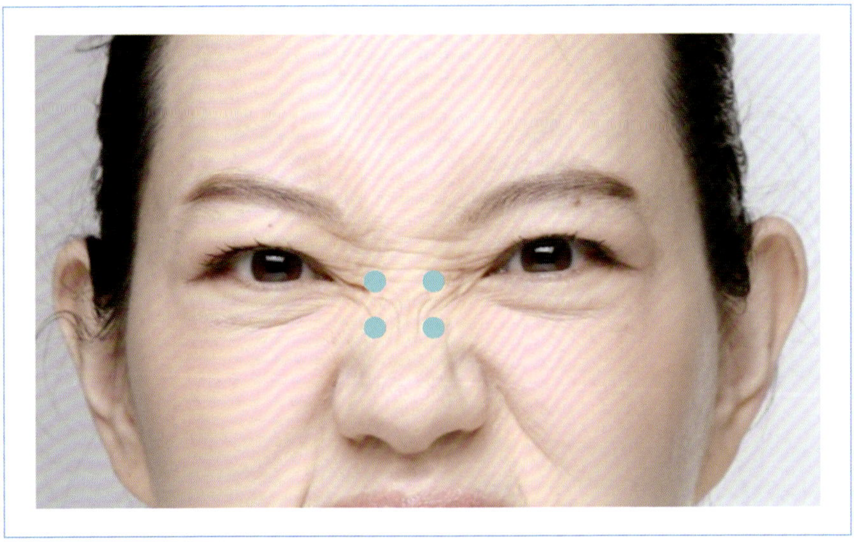

图 2.4.4 皱鼻注射降眉间肌和鼻肌

5. 颧部抽动

颧部抽动主要注射颧大肌、颧小肌（图 2.4.5），2~4U / 点。

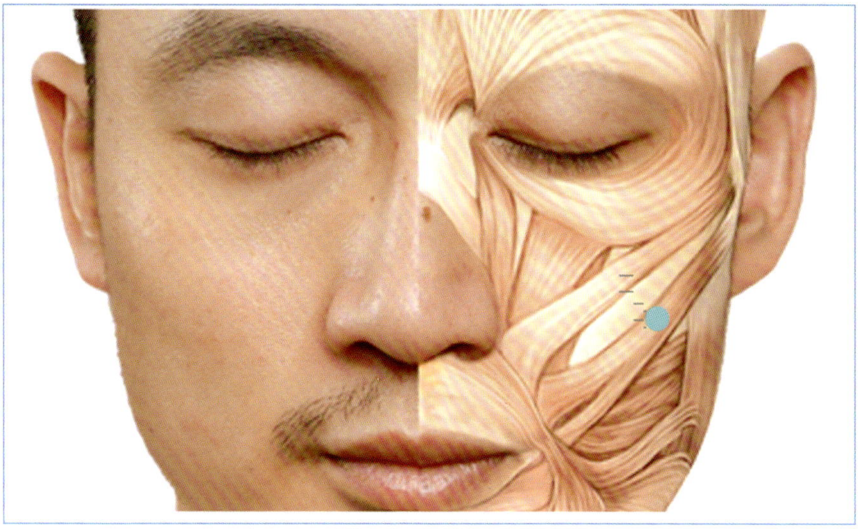

图 2.4.5 颧部抽动主要注射颧大肌、颧小肌

6. 噘嘴

噘嘴主要注射口轮匝肌（图 2.4.6），2~4U / 点。

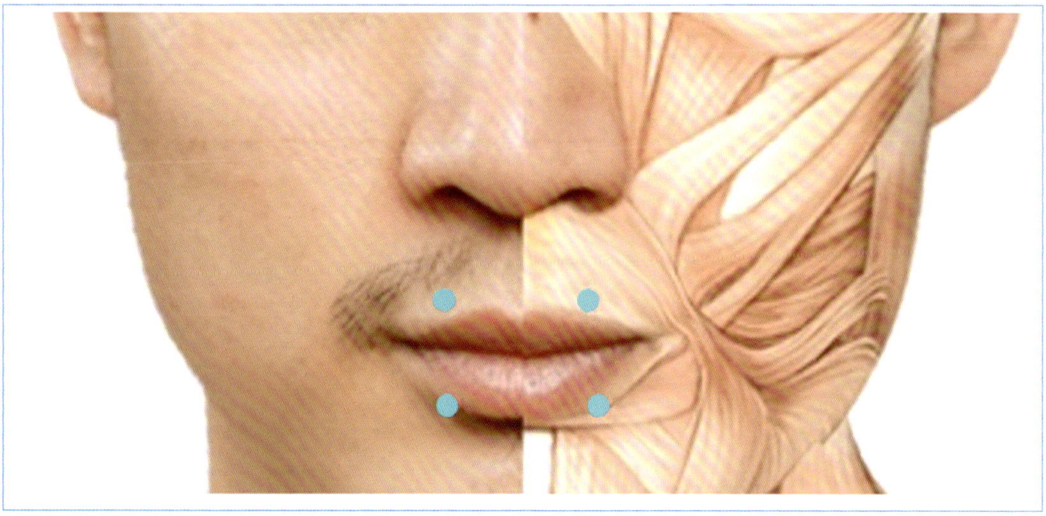

图 2.4.6 噘嘴注射口轮匝肌

7. 耸肩

耸肩主要注射肩胛提肌（图 2.4.7），可让患者做提肩胛动作，触摸肩胛提肌，分 2~3 点行肌肉内注射，10~15U / 点。

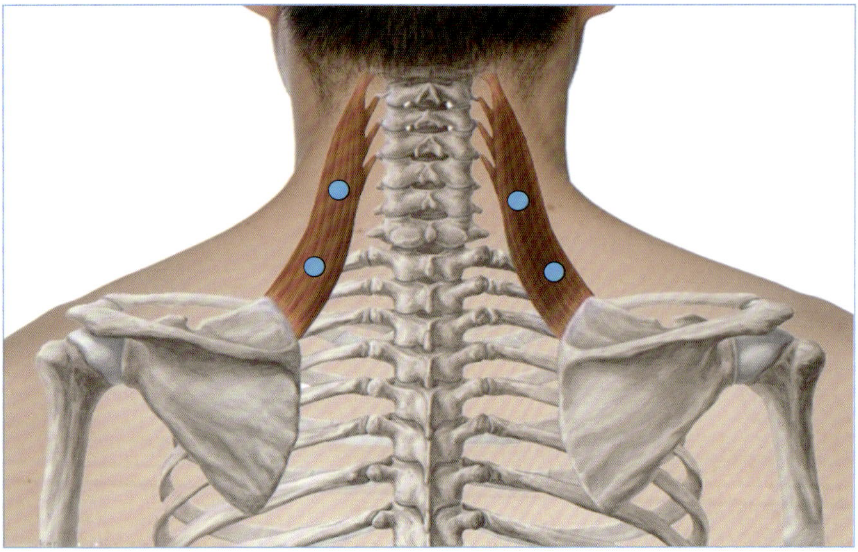

图 2.4.7 耸肩注射肩胛提肌

8. 转颈

转颈注射按其动作不同选择不同的靶肌肉，以扭转型较为常见，注射方法参见“痉挛性斜颈”章节。

9. 发声性抽动

参见“喉部肌张力障碍”章节。

第五章　流涎症（Sialorrhea）

Part 1　疾病概况

流涎症是指因涎腺分泌旺盛或吞咽障碍等造成唾液溢出口角或吞咽、外吐频繁不适的一组综合征。按其原因可将流涎症分为生理性和病理性，也可分为继发性和原发性。由口咽、面部肌肉失调导致吞咽障碍引起流涎，称继发性流涎；由唾液分泌增多引起流涎，则称为原发性流涎。

生理性流涎见于婴幼儿，一般在婴幼儿 15~18 个月时自行终止。病理性流涎常由神经性肌肉功能障碍、唾液分泌增多、感觉障碍、解剖结构异常引起。其中神经性肌肉功能障碍为最主要的因素。脑瘫是儿童流涎症最常见的病因，帕金森病是老年流涎症最常见的原因。

目前治疗流涎症的方法主要有以下几种：

(1) M- 胆碱受体阻断剂：作用机制为竞争性拮抗乙酰胆碱或胆碱受体激动药对 M- 胆碱受体的激动作用，主要有阿托品、苯海索、东莨菪碱。但全身副作用较大，作用有限。

(2) 肉毒毒素唾液腺局部注射治疗：作用机制为化学性阻断交感神经节后纤维神经突触的胆碱能释放。

(3) 手术治疗：包括摘除大涎腺、腮腺及颌下腺导管结扎或转位、副交感神经切断术。

Part 2　解剖基础

唾液腺包括腮腺、下颌下腺及舌下腺 3 对大唾液腺和分布在口腔黏膜的众多小唾液腺，各有导管通向口腔，排出唾液。唾液腺在交感神经和副交感神经的控制下分泌唾液。

腮腺是大涎腺中最大的 1 对，位于颜面两侧，颧弓之下，外耳道前下方，下颌支后方，大部分位于下颌后窝内。腮腺外形不规则，大致呈楔形，底呈三角形向外，尖向前内，可分为浅、深二叶。浅叶较大，位于咬肌后部的表面，深叶位于下颌支后内侧，突入下颌后窝内。

下颌下腺位于两侧颌下三角内，在下颌骨体的内面与舌骨舌肌和茎突舌肌之间。下颌下腺表面有面静脉、面神经，深面有下颌下腺导管、面动脉、舌动脉、舌神经、舌咽神经及舌下神经。

舌下腺是 3 对大涎腺中最小的 1 对，位于口底黏膜舌下皱襞的深面，下颌舌骨肌上方。

解剖图见图 2.5.1。

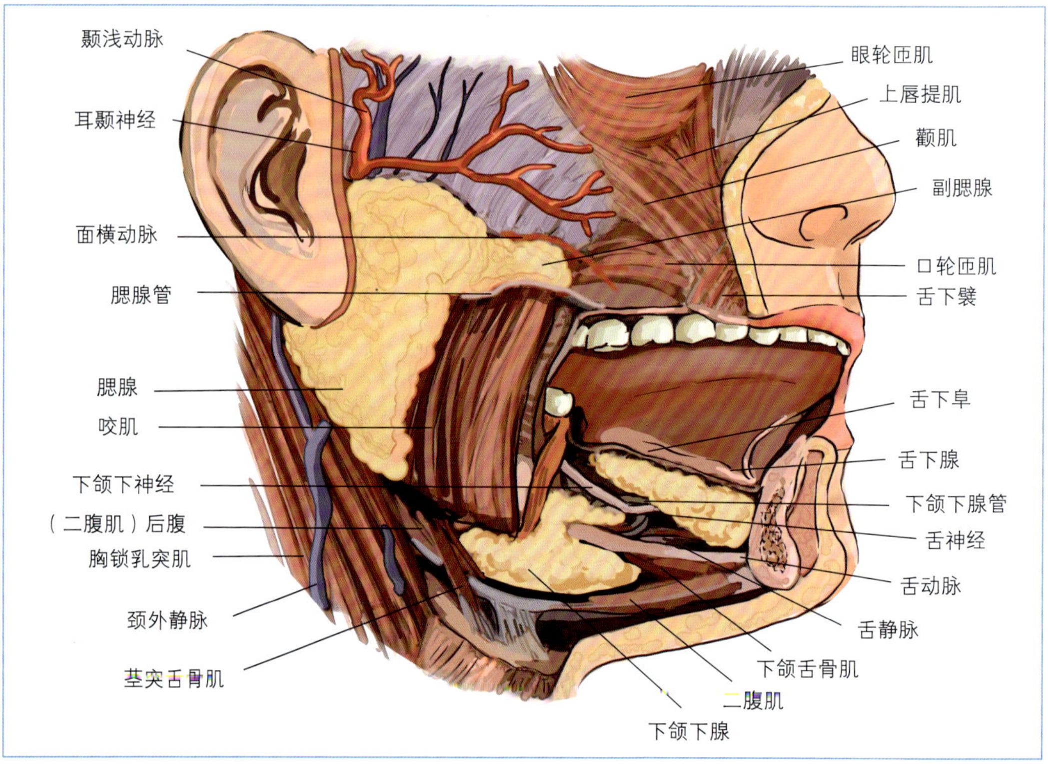

图 2.5.1 腮腺、下颌下腺及舌下腺（外侧面）

Part 3 唾液腺的注射方法

目前唾液腺的肉毒毒素注射多选择腮腺和下颌下腺局部进行注射治疗。轻中度流涎症可选择单一腮腺内肉毒毒素注射，重度患者可选择腮腺和下颌下腺同时注射。

虽然腮腺可通过徒手定位注射（图 2.5.2），作者所在肉毒毒素治疗中心仍推荐使用 B 超引导下定位以增加注射的准确性，减少副作用。而下颌下腺注射因下颌下腺表面及深面有多根血管和神经，注射时均需使用 B 超引导，以避开血管和神经，确保药物注射在腺体内。B 超的探头频率多采用 7.5MHz。

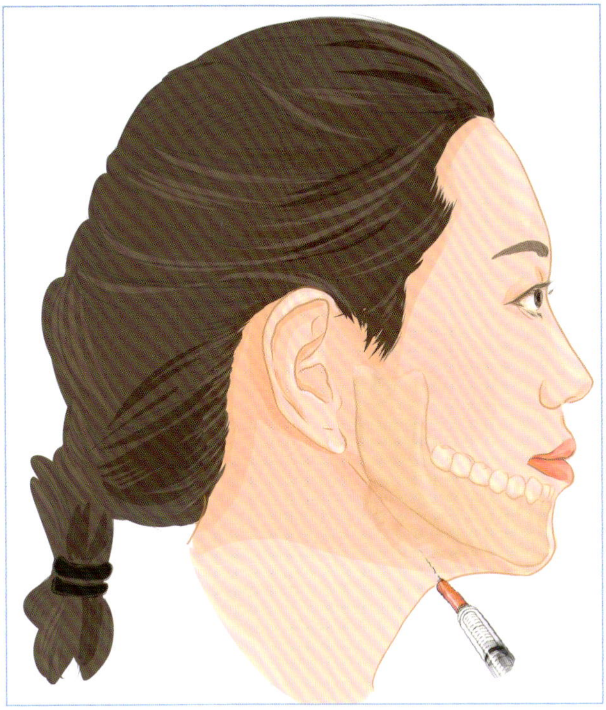

图 2.5.2 徒手注射示意图

注射剂量：起始剂量以低剂量开始，根据患者治疗时的反应逐渐加量。

腮腺：成人单侧注射 BOTOX 10~40U，分 1~2 点注射。

下颌下腺：成人单侧注射 BOTOX 5~15U，可单点注射。

Part 4 不良反应

不良反应较少。常见的副作用有口干、咬肌无力、局部胀痛，与唾液腺分泌过度抑制累及咬肌相关。如注射不恰当累及舌骨上肌群，也有吞咽困难、构音障碍的报道。但上述不良反应均为一过性，可自行缓解。

B 超引导下精准注射，从小剂量起始，可大大减少不良反应的发生率。

第六章　喉部肌张力障碍
（Laryngeal Dystonia）

Part 1　疾病概况

局限性累及喉部肌群的肌张力障碍称为喉部肌张力障碍。喉部肌张力障碍几乎均影响到言语，又称痉挛性构音障碍。少见呼吸性肌张力障碍，以往文献称为喉痉挛。通常30~50岁发病，女性多见（女：男＝2.5：1）。发病率为14/100万，属于罕见病。

痉挛性构音障碍主要有两种类型：80%属于内收型痉挛性构音障碍，伴有声门不恰当关闭所导致的特征性痉挛性发音和窒息样发音中断。外展型痉挛性构音障碍则引起声门不恰当张开导致窃窃私语样发音和带呼吸声的发音中断。混合型同时具有两种类型的特征。痉挛性构音障碍常伴有声音震颤。

Part 2　诊断

喉部肌张力障碍的诊断主要为临床诊断，依据详细病史和连续讲话过程中声门的直视检查。病史中的线索包括紧张和打电话时声音质量恶化，镇静药如酒精和苯二氮䓬类药物使症状得到改善。观察声门最好采用纤维喉镜，在纤维内镜的直视下，内收型构音障碍患者，存在不规则、强度不一的声带过度内收。外展型构音障碍患者在讲话时声带痉挛性张开。

Part 3　治疗

在肉毒毒素治疗之前，痉挛性构音障碍的治疗效果令人失望。语言训练作为辅助治疗有时有一定帮助，但单一治疗往往不会产生明显改善；抗胆碱类药物和苯二氮䓬类药物对改善发音疗效甚微；一侧喉返神经的离断尽管在大多数患者中有效，但常常出现严重的并发症，且复发率高。目前，A型肉毒毒素是痉挛性构音障碍的一线治疗方法，在美国耳鼻喉—头颈外科学会推荐A型肉毒毒素是治疗痉挛性构音障碍的首选治疗。

Part 4　肉毒毒素治疗的优点

(1) 副作用小，可逆。

(2) 不破坏解剖结构。

(3) 一个疗程注射 1~2 次。

(4) 耐药性小，适合长期治疗。

Part 5　喉部的肌肉解剖

喉内肌由一对环甲肌、环杓后肌和环杓侧肌、甲杓肌、杓肌、杓横肌组成。环甲肌则由喉上神经外侧分支支配。余均由喉返神经支配。环杓后肌是喉内肌唯一声带外展肌。环杓侧肌、杓横肌和甲杓肌则使声带内收。

环杓后肌，起自环状软骨板背面浅凹处，斜向外上方，止于杓状软骨肌突后面，收缩时将杓状软骨的声带突向外转动，使声带后端分开，声门开大。

甲杓肌起于甲状软骨背面中央部前联合，后端附于杓状软骨之声带突及声带部，收缩时牵引杓状软骨向前方移动，使声带松弛，并使声门关闭。

Part 6　注射技术

对痉挛性构音障碍，A 型肉毒毒素注射治疗方案往往随着经验的积累而改进。部分治疗中心对内收型痉挛性构音障碍采用双侧甲杓肌 A 型肉毒毒素注射。外展型构音障碍为 A 型肉毒毒素双侧环杓后肌注射。理由基于大多数运动障碍患者的症状是双侧、对称性的。根据首次治疗反应，调整剂量，重新评估单侧或双侧的治疗作用。有效剂量与声音障碍严重程度不成比例，而且变异相当大（表 2.6.1）。

表 2.6.1　A 型肉毒毒素治疗痉挛性构音障碍的剂量范围

类型	肌肉	双侧注射（U）	单侧注射（U）
内收型构音障碍	甲杓肌	0.625~2.5	7.5~10
外展型构音障碍	环杓后肌	0.625~5	—

注射方法可以采用内镜下或在内镜引导下或联合肌电图引导可以定位 A 型肉毒毒素注射咽喉各肌。

内收型痉挛性构音障碍的注射方法

可分为两种：

(1) 经皮：仰卧体位，颈部充分伸展。在肌电图的引导下，经颈部皮肤环甲膜前正中处插入针头，向侧上方直接插入甲杓肌（图 2.6.1）。

(2) 经鼻纤维内镜屏幕下直接注射。

对于内收型痉挛性构音障碍，初始剂量一侧约为 1U 保妥适。这是患者所需要的最小平均剂量，如果初次治疗后声音仍然不流畅，我们可在几周后另加小剂量补注。对绝大多数患者来说，每侧甲杓肌注射 0.625~2.5U 保妥适，构音障碍可以缓解 3 个月或更长。成功治疗内收型构音障碍不是必须双侧注射。事实上，我们首次单侧在甲杓肌注射 A 型肉毒毒素 7.5~10U 可获得相似疗效和作用持续时间，并较少有吞咽障碍和声音嘶哑等副作用。

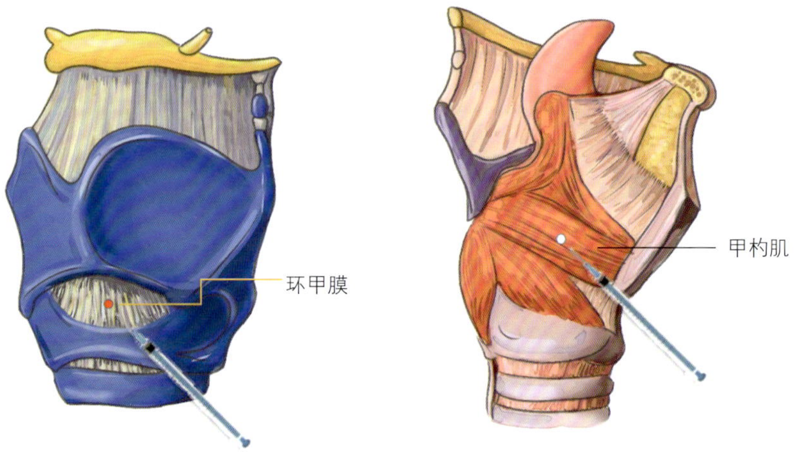

图 2.6.1 环甲膜和甲杓肌的解剖

外展型构音障碍环杓后肌的注射方法：

在年轻患者可通过环状软骨后部薄层达环杓后肌（图 2.6.2）。经气管注射利多卡因有助于预防注射针头穿越气管内腔发生咳嗽。在肌电图的引导下经皮肤和环甲膜中间刺入穿越气道，直达需注射侧环状软骨后薄层，轻轻用力压过软骨层，出现运动单位电位以确定环杓后肌。用力吸气比发音更能激活该肌的肌电活动。当针头穿过环状软骨时，软骨碎片常常阻塞针头，故在注射前针管活塞需加相当压力使碎片排出。

外展型构音障碍注射的初始剂量为 3.75U 保妥适，注射于一侧环杓后肌。2 周后通过内镜观察、评估注射侧声带运动功能以估计对侧注射的安全剂量。如一侧声带完全不能运动，对侧注射宜小剂量以免引起呼吸道阻塞。而一侧声带运动尚可，则对侧需要注射较大剂量。外展型构音障碍两侧治疗剂量不均匀几乎是原则而不是例外。

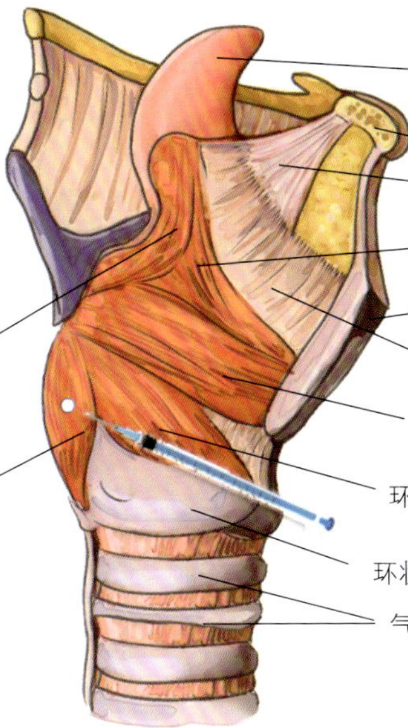

图 2.6.2 咽部的解剖

Part 7 并发症和防治

包括一过性声音嘶哑、吞咽困难及呼吸困难。持续时间多数 1~2 周。

1. 声音嘶哑

内收型患者较多出现一过性声音嘶哑，每个个体对于声音嘶哑的耐受性不一。如需常演讲者宁可选择小剂量多次注射。对于首次注射的患者，我们建议从小剂量开始，逐渐调整剂量，推荐单侧注射。

2. 呼吸困难

外展型构音障碍治疗的一个主要副作用是呼吸困难，因为环杓后肌是声带外展的主要肌肉，过于无力使声门狭窄或关闭。该副作用有潜在的生命危险，我们常常一次注射一侧。观察大约 2 周，等作用高峰期过去后再考虑注射另一侧。并在注射另一侧前，先采用鼻咽镜检查证实以前注射侧声带有一定程度的外展功能。

3. 吞咽困难

吞咽困难是由于 A 型肉毒毒素弥散到附近肌肉的结果。这与注射剂量和容量相关，可以通过 EMG 或可视内镜引导使注射靶点更为精确来减少吞咽困难的发生。

第七章 痉挛性斜颈（Cervical Dystonia）

Part 1 疾病概况

肌张力障碍是一种以肌肉不自主收缩为特征，导致扭转、重复运动或姿势异常的锥体外系疾病。原发性肌张力障碍总体的发病率较低，文献报道美国发生率为 329/100 万、欧洲 152/100 万、日本 101/100 万，在大多数地区及医院仍属于少见疾病。

痉挛性斜颈是一种较常见的局灶性肌张力障碍，累及颈部和肩部的肌肉，表现为头部姿势异常，可伴震颤、疼痛。笔者所在的医院肉毒毒素专科门诊统计的肌张力障碍流行病学调查显示，痉挛性斜颈为第 2 位肌张力障碍类型（36.7%）。

Part 2 诊断

痉挛性斜颈是由于颈肌阵挛性或强直性收缩造成的头颈姿势异常和不自主运动，表现为头颈部不自主地扭转、侧倾、前屈和后仰等异常姿势，常伴有姿势性震颤和疼痛。常见的异常姿势见图 2.7.1。

颈部姿势异常的原因很多，包括痉挛性斜颈、先天性斜颈、疼痛或眩晕所致的强迫头位、Ⅳ颅神经麻痹形成的代偿性姿势以及环枕或颈椎关节炎或畸形、后颅凹、颈部外伤或肿瘤、颈部软组织感染继发的颈部姿势异常等。帕金森病、多巴反应性肌张力障碍、迟发性运动障碍和多系统萎缩等也可以有颅颈部肌张力障碍的表现，应注意鉴别。

Part 3 治疗

根据美国和欧洲的痉挛性斜颈治疗指南，局部注射 A 型肉毒毒素是首选治疗方案。大量临床研究均证实其的疗效和安全性，有效率为 70%~90%，多数伴随症状如震颤、肌肉疼痛也得以缓解。

Part 4 肉毒毒素治疗的优点

（1）疗效肯定。总体有效率为 70%~90%。

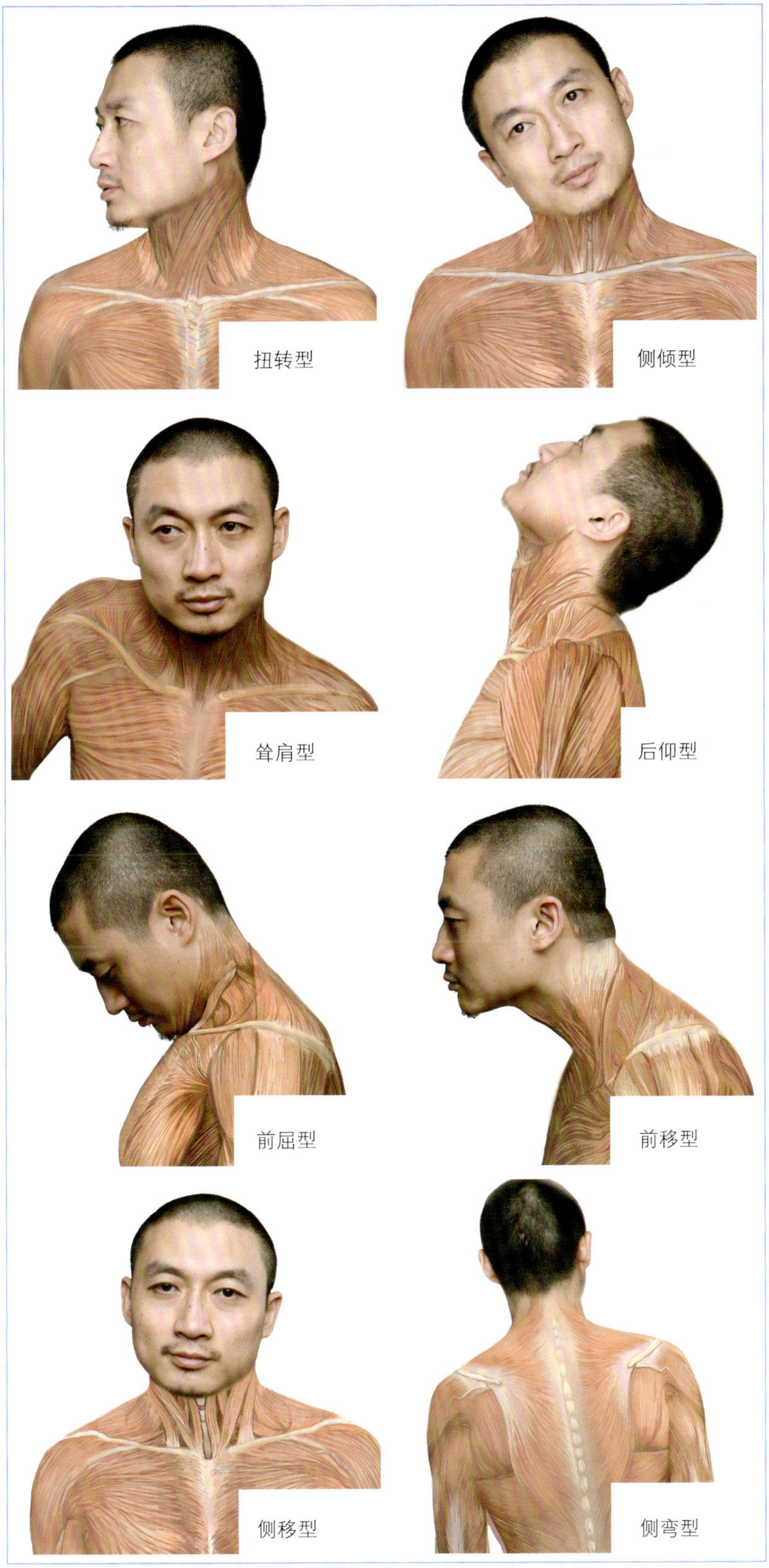

图 2.7.1 痉挛性斜颈的常见姿势

(2) 安全性高，全身副作用小，患者耐受性高。

(3) 长期治疗耐药性小，适合长期有效治疗。

(4) 操作不复杂，避免生理结构破坏。

Part 5　肉毒毒素注射治疗的适应证

(1) 明显的头颈姿势异常或肌肉痉挛。

(2) 局部疼痛。

(3) 影响日常生活或工作能力。

(4) 颈椎有继发性改变。

(5) 自信心损害及反应性抑郁。

Part 6　靶肌肉选择

确定痉挛性斜颈相关的肌肉并准确注射是肉毒毒素治疗成功的关键。明确靶肌肉选择主要基于以下几个方面的考虑：休息、被动运动和随意运动时头颈姿势和不自主运动，需注意区别某些运动可能是代偿性的；颈部疼痛或牵拉的位置；观察或触摸到颈肌肥大或僵硬的部位；患者主诉的疼痛部位；EMG、超声引导可提高治疗的精确性。

头位扭转或倾斜的解剖生理分析

头位扭转或倾斜的解剖生理分析见表 2.7.1、表 2.7.2，图 2.7.2~ 图 2.7.13。

表 2.7.1　维持头部姿势的主要颈肌及其作用

肌肉	对头部姿势的作用
胸锁乳突肌	向对侧扭转，同侧屈曲及前屈或后仰（与对侧胸锁乳突肌协同）
头、颈夹肌	向同侧扭转，同侧屈曲及后仰（与对侧夹肌协同）
斜方肌	向对侧扭转，同侧屈曲，后仰（与对侧斜方肌协同）及同侧提肩胛
提肩胛肌	向同侧扭转，同侧屈曲及同侧提肩胛
斜角肌	向对侧扭转，同侧倾斜，同侧屈曲
颈深部伸肌	后仰，同侧扭转及同侧屈曲

表 2.7.2　痉挛性斜颈主要表现形式的累及肌肉

临床表现	可能累及或选择注射的肌肉
头颈前屈	双侧胸锁乳突肌、斜角肌群、舌骨上肌、头前直肌、头长肌、颈长肌
头颈后仰	双侧头颈夹肌、斜方肌、肩胛提肌、头颈半棘肌、头最长肌、颈最长肌、头后大小直肌、头上斜肌、头下斜肌、胸锁乳突肌
头颈侧倾	同侧胸锁乳突肌、斜角肌、头颈夹肌、斜方肌、肩胛提肌、头半棘肌、头最长肌、颈最长肌、头上斜肌、头下斜肌、头后大直肌

续表

临床表现	可能累及或选择注射的肌肉
头颈扭转	同侧头颈夹肌、肩胛提肌、斜角肌群、头半棘肌、头最长肌、头下斜肌、头后大直肌、头后小直肌；对侧胸锁乳突肌及斜方肌
头颈前移	双侧头夹肌（上部）、头半棘肌（上部）、胸锁乳突肌
头颈侧移	同侧胸锁乳突肌、头夹肌、斜方肌、头半棘肌；对侧肩胛提肌、斜角肌
耸肩	同侧肩胛提肌、斜方肌

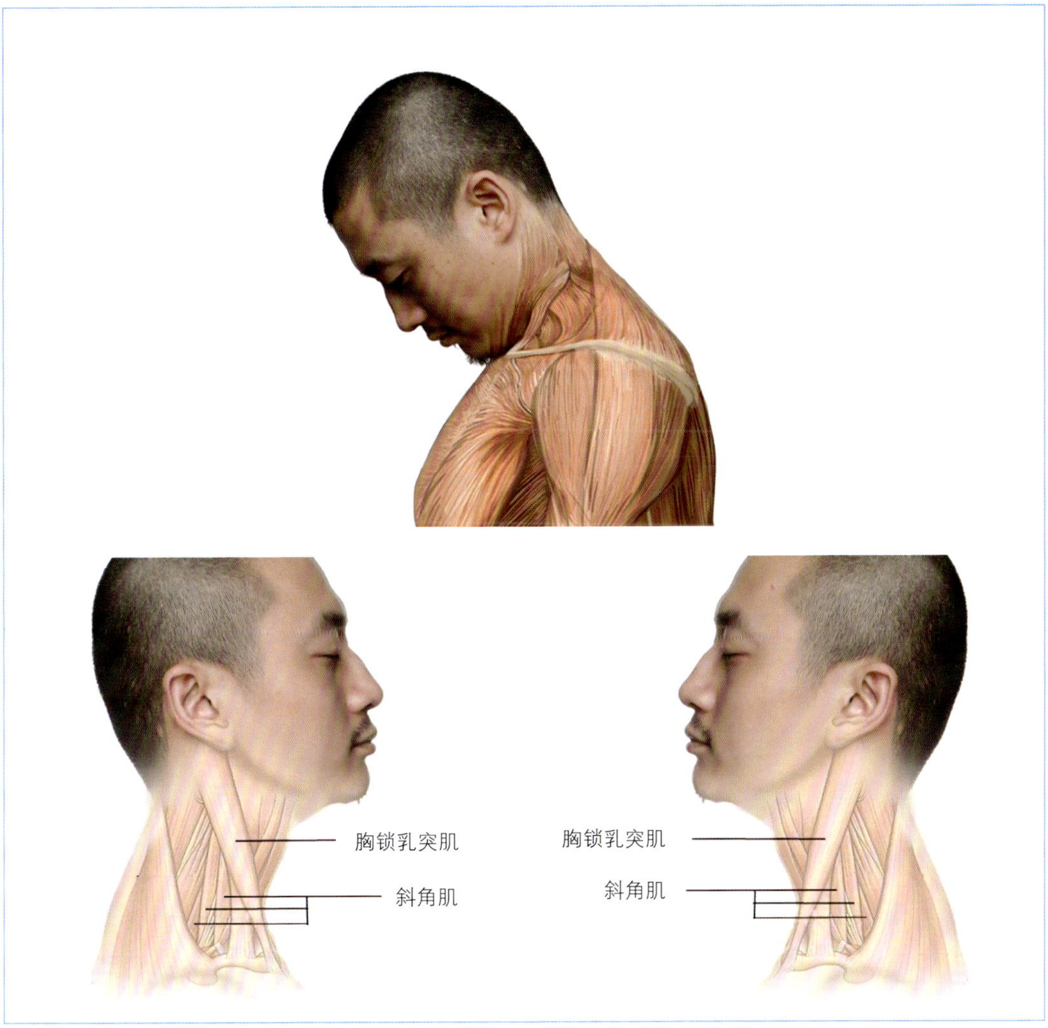

图 2.7.2 颈前屈型，累及双侧胸锁乳突肌、斜角肌群

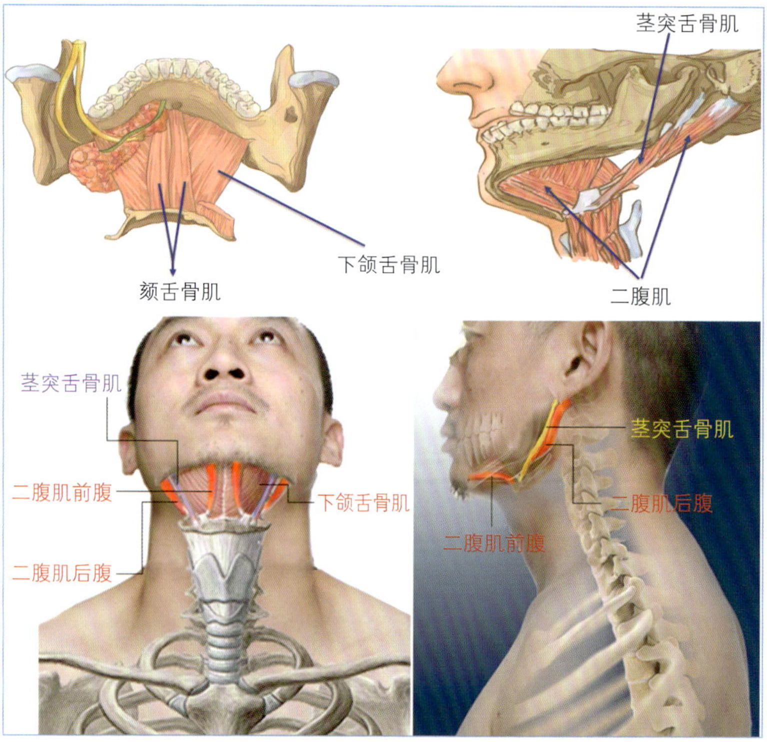

图 2.7.3 颈前屈型，累及舌骨上肌群，包括茎突舌骨肌、二腹肌、下颌舌骨肌、颏舌骨肌

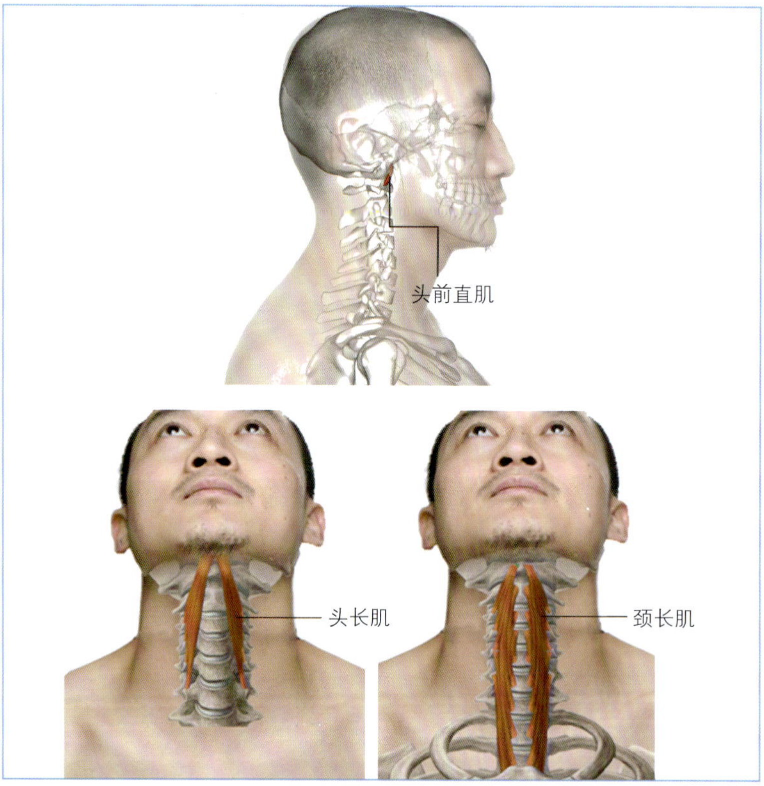

图 2.7.4 颈前屈型，累及头前直肌和头长肌、颈长肌

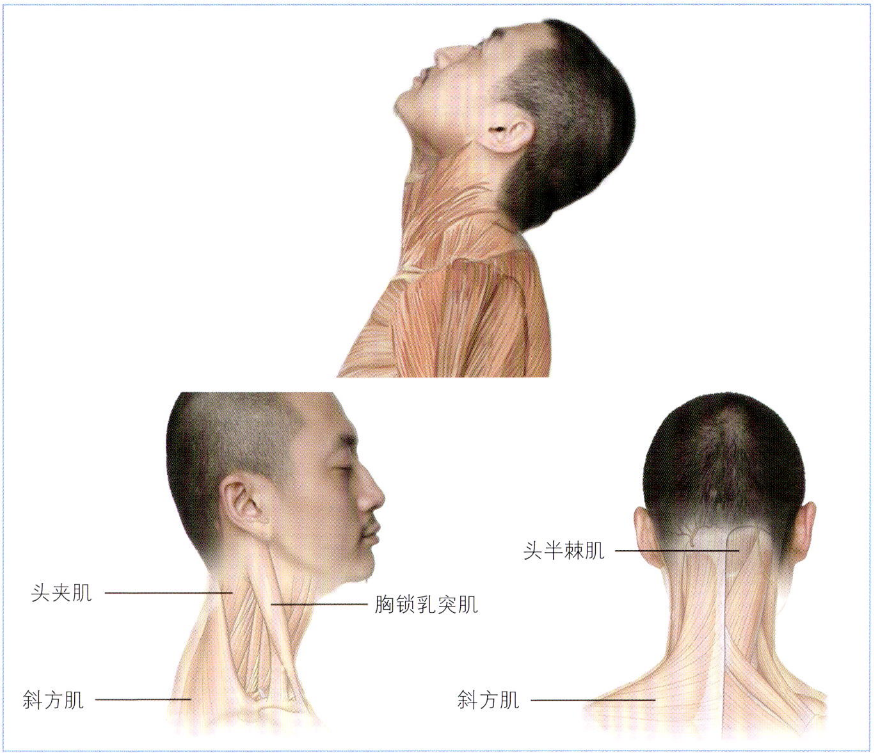

图 2.7.5 头后仰型，累及双侧头颈夹肌、斜方肌、头半棘肌、胸锁乳突肌

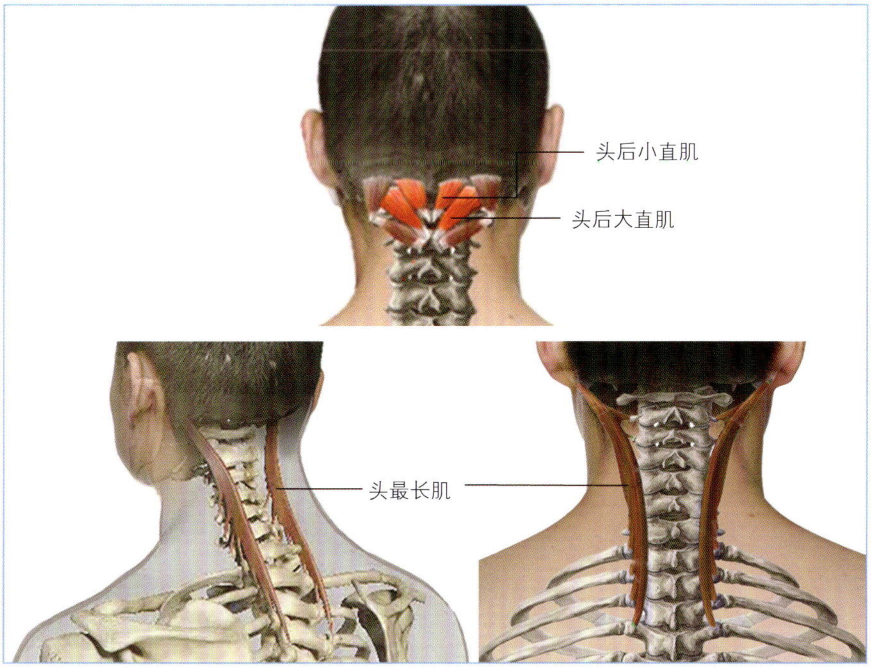

图 2.7.6 头后仰型，累及双侧头后大小直肌、头最长肌

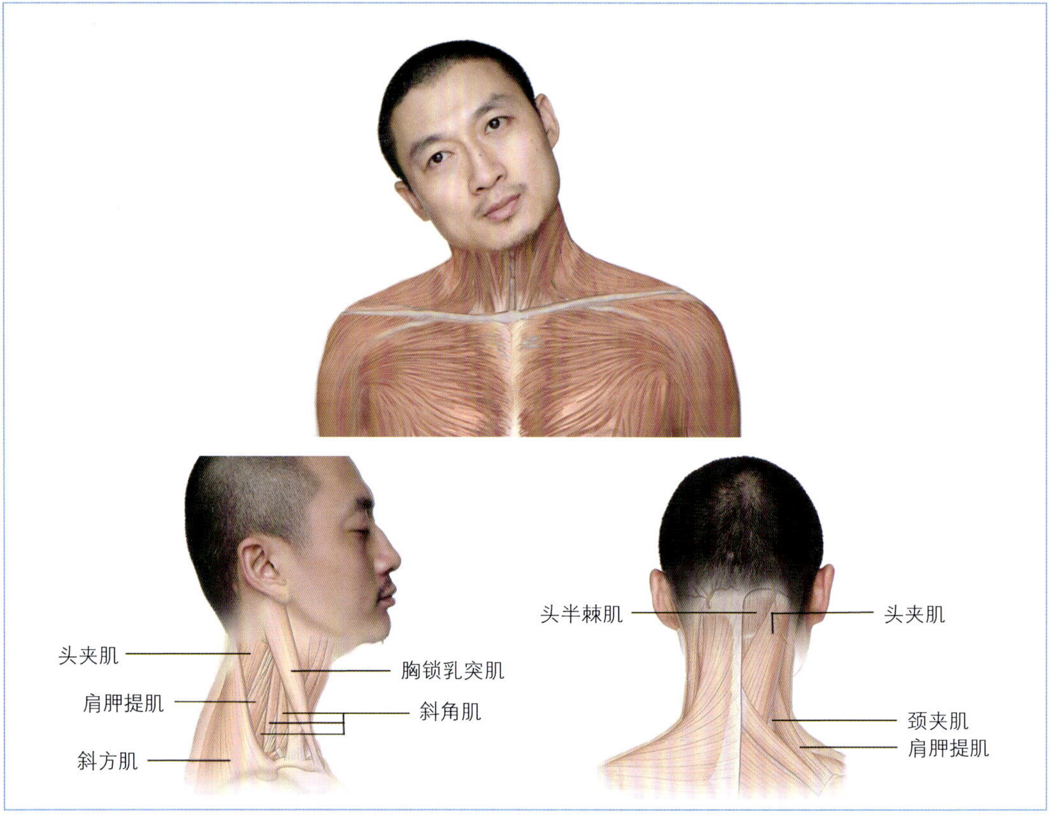

图 2.7.7 头颈侧倾型，累及同侧胸锁乳突肌、斜角肌群、头夹肌、颈夹肌、斜方肌、肩胛提肌、头半棘肌

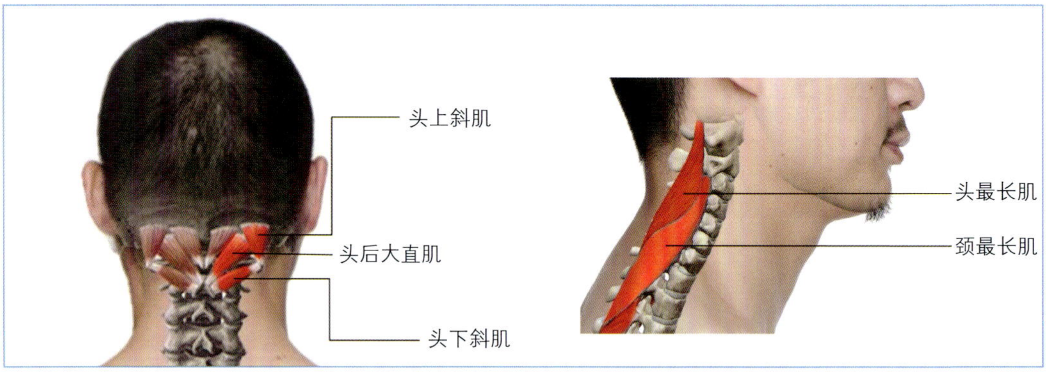

图 2.7.8 头颈侧倾型，累及同侧头上斜肌、头下斜肌、头后大直肌、头最长肌、颈最长肌

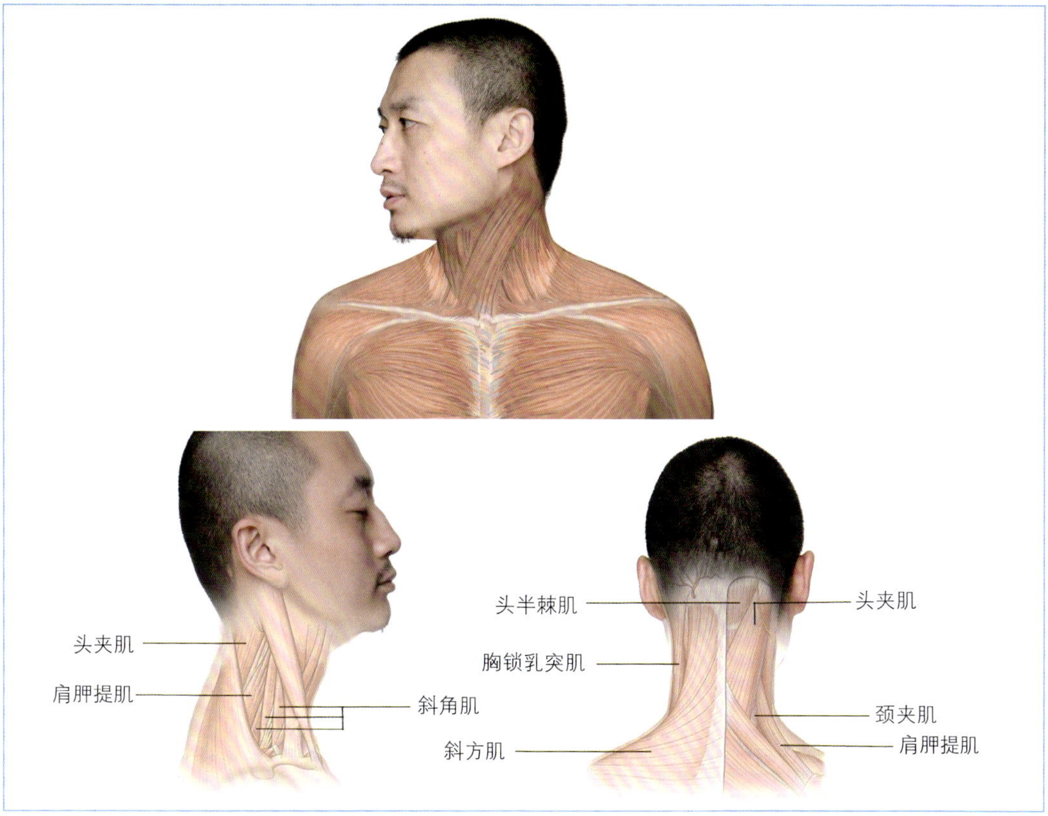

图 2.7.9 头颈扭转型，累及同侧头颈夹肌、斜角肌、头半棘肌，对侧胸锁乳突肌、斜方肌

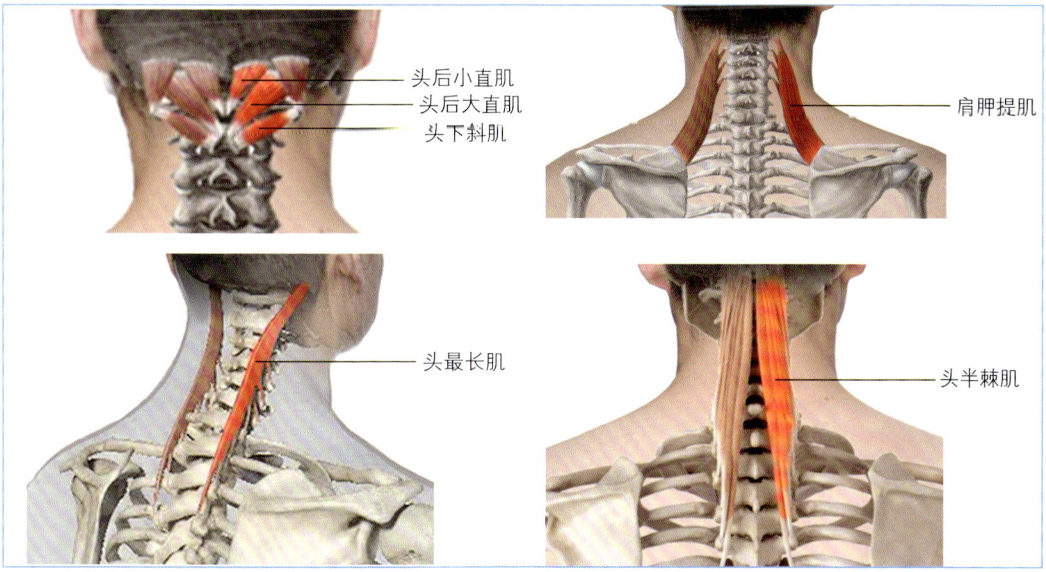

图 2.7.10 头颈扭转型，累及同侧头后大直肌、头后小直肌、头下斜肌、肩胛提肌、头最长肌、头半棘肌

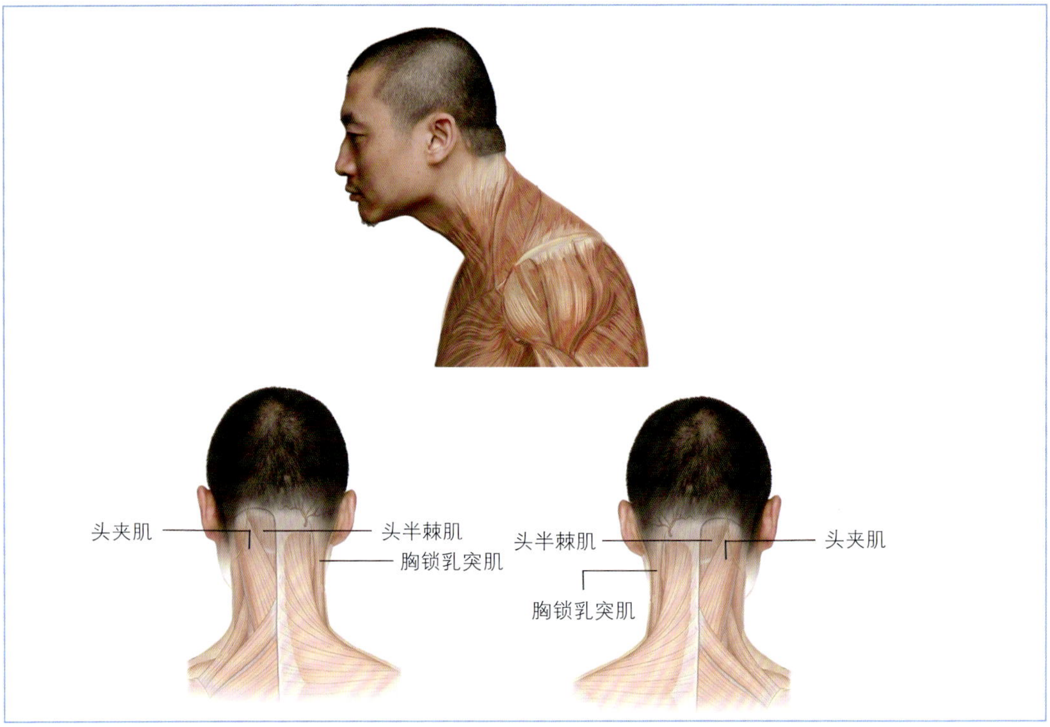

图 2.7.11 头颈前移型，累及双侧头夹肌（上部）、头半棘肌（上部）、胸锁乳突肌

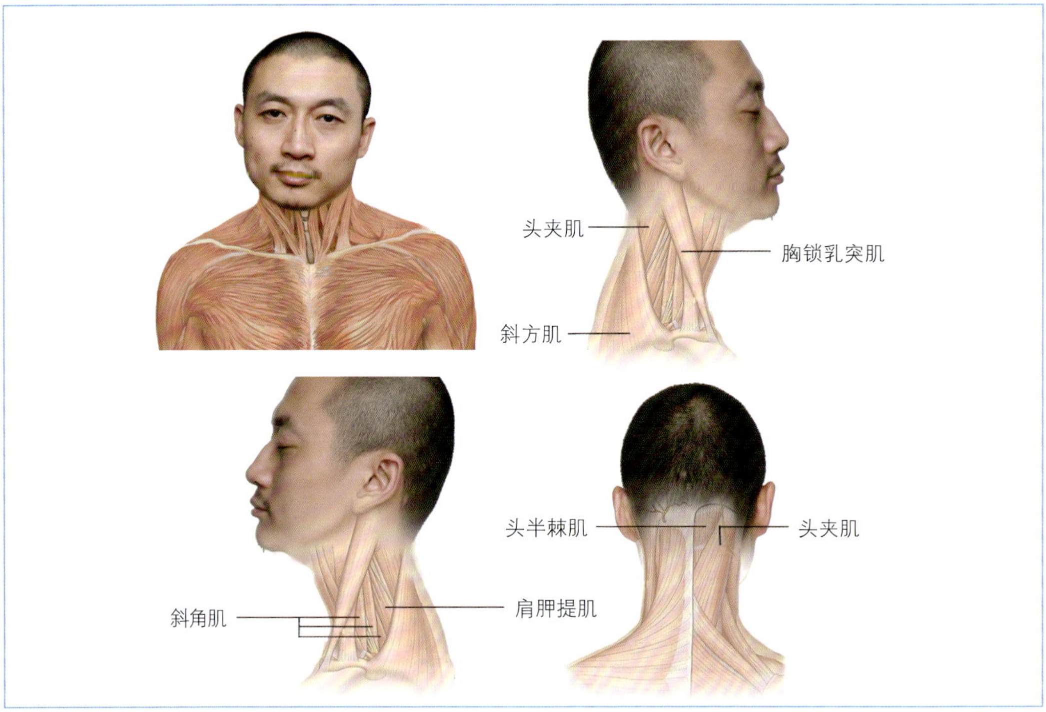

图 2.7.12 头颈侧移型，累及同侧胸锁乳突肌、头夹肌、斜方肌、头半棘肌，头侧移肌肉：对侧肩胛提肌、斜角肌

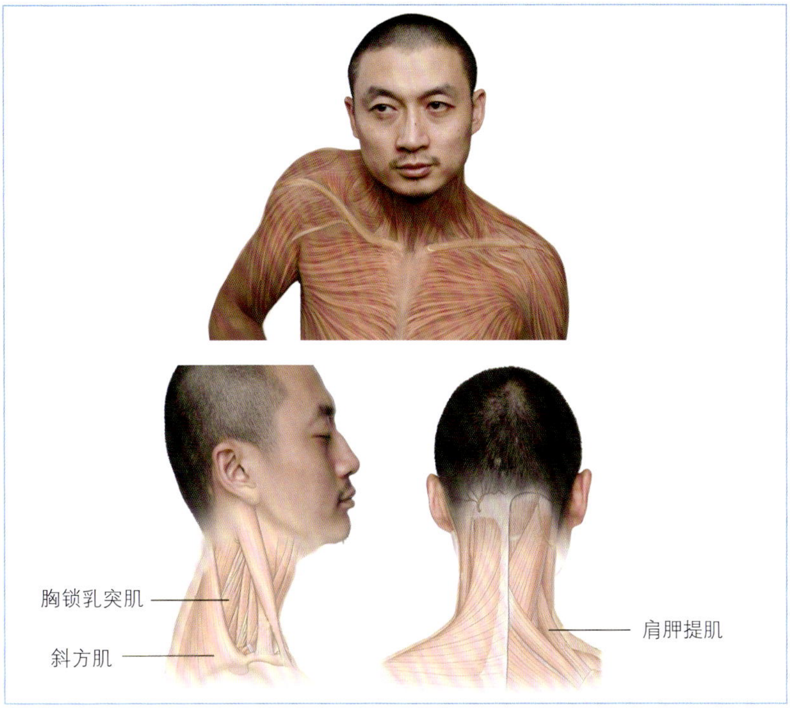

图 2.7.13 耸肩型，累及同侧胸锁乳突肌、斜方肌、肩胛提肌

Part 7 解剖基础、注射技巧

1. 颈浅肌和颈外侧肌

胸锁乳突肌（stemocleidomastoid）：位于颈部两侧皮下，大部分为颈阔肌所覆盖（图 2.7.14）。

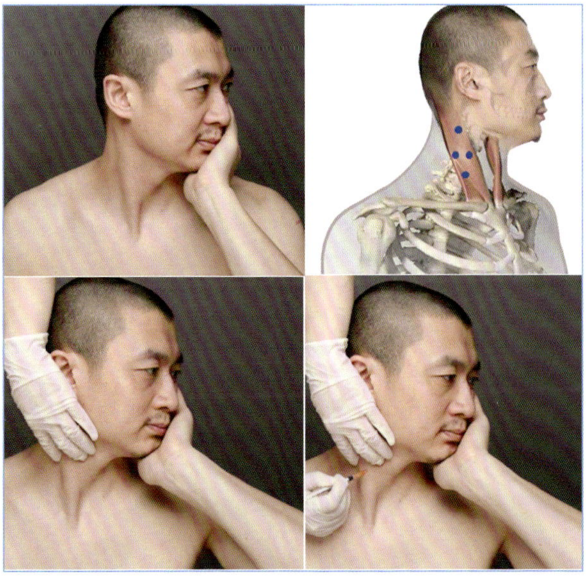

图 2.7.14 胸锁乳突肌

起止：起自胸骨柄前面和锁骨的胸骨端，二头会合斜向后上方，止于颞骨的乳突及上项线外侧。

功能：一侧收缩使头向同侧倾斜，脸转向对侧；两侧收缩可使头前倾或后仰。

注射方法：如图 2.7.14 所示，用手固定局部皮肤及肌肉后分点注射，建议胸骨头 3~4 点，锁骨头 1~3 点。参考剂量：10~25U / 点，共注射 25~100U。

注意事项：避开颈动脉三角区（图 2.7.15）。双侧注射时引起吞咽障碍的风险增加。

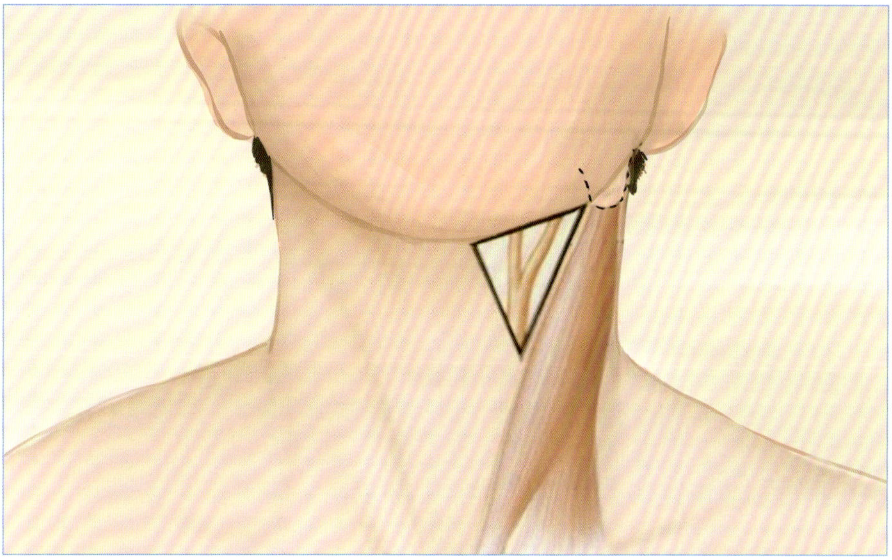

图 2.7.15 颈动脉三角区

2. 颈深肌

颈深肌包括前斜角肌、中斜角肌和后斜角肌（图 2.7.16）。

起止：起自颈椎横突，纤维斜向外下，前、中斜角肌止于第 1 肋，后斜角肌止于第 2 肋。

功能：一侧肌收缩，使颈侧屈；两侧肌同时收缩可上提第 1 肋、第 2 肋助深吸气。如肋骨固定，则可使颈前屈。

注射方法：如图 2.7.16 所示，用手固定局部皮肤及肌肉后，注射 1~2 点 / 块肌肉。参考剂量：5~10U / 点，共注射 20~50U。

注意事项：前、中斜角肌与第 1 肋骨之间为斜角肌间隙，注射时应小心避免伤及臂丛神经（图 2.7.17）及邻近血管。

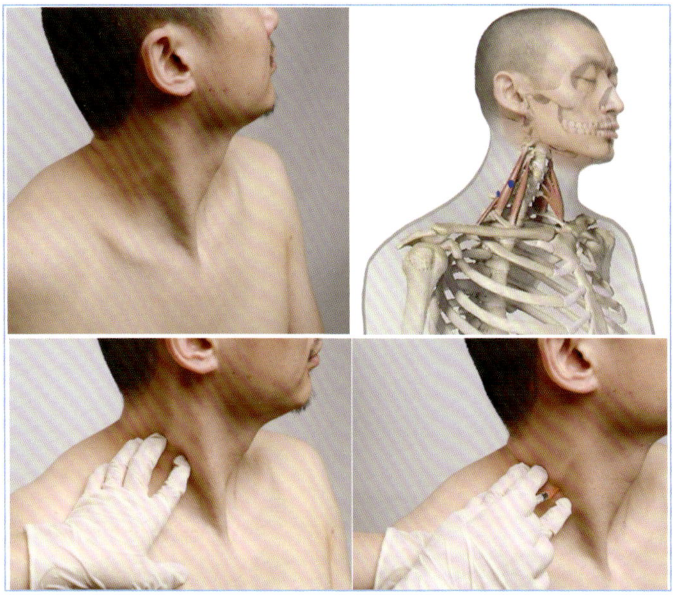

图 2.7.16 斜角肌的位置

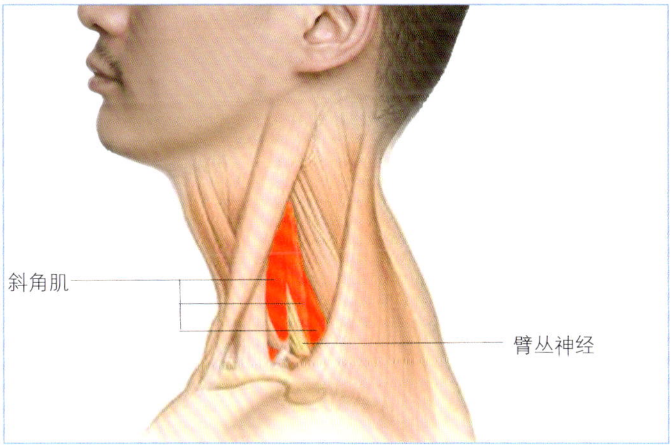

图 2.7.17 臂丛神经

3. 背浅肌和背深肌

斜方肌 Trapezius：项部和背上部的浅层的三角形扁肌。

起止：起自上项线、外隆凸、项韧带、第 7 颈椎和全部胸椎的棘突，上部的肌束斜向外下方，中部的平行向外，下部的斜向外上方，止于锁骨外侧 1/3 部分、肩峰和肩胛冈。

功能：使肩胛骨向脊柱靠拢，上部肌束可上提肩胛骨，下部肌束可使肩胛骨下降。如果肩胛骨固定，一侧肌肉收缩使颈向同侧屈、脸转向对侧，两侧同时收缩可使头后仰。斜方肌上部纤维起后屈、侧屈作用。而肩部肌纤维起对侧回旋作用。

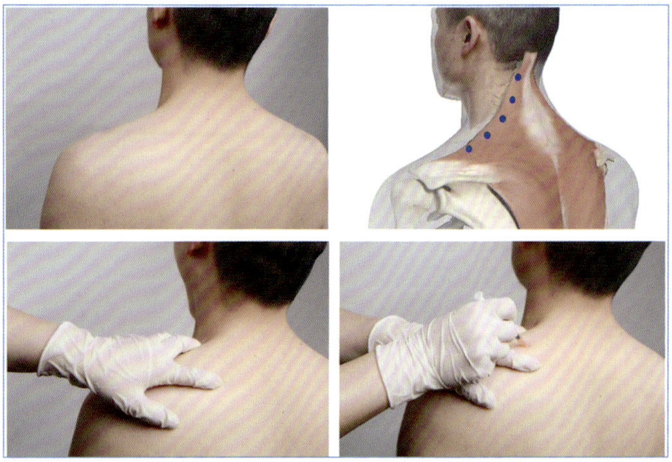

图 2.7.18 斜方肌的注射方法

注射方法：如图 2.7.18 所示，分 3~5 点注射。参考剂量：10~25U / 点，共注射 25~100U。

注意事项：进针过深时可能注入其下方的肩胛提肌。

肩胛提肌（Levator scapulae）：位于颈部两侧、斜方肌深面。

起止：起自上 4 个颈椎的横突，止于肩胛角的上角。

功能：一侧收缩上提肩胛骨，如肩胛骨固定，可使颈向同侧屈曲。

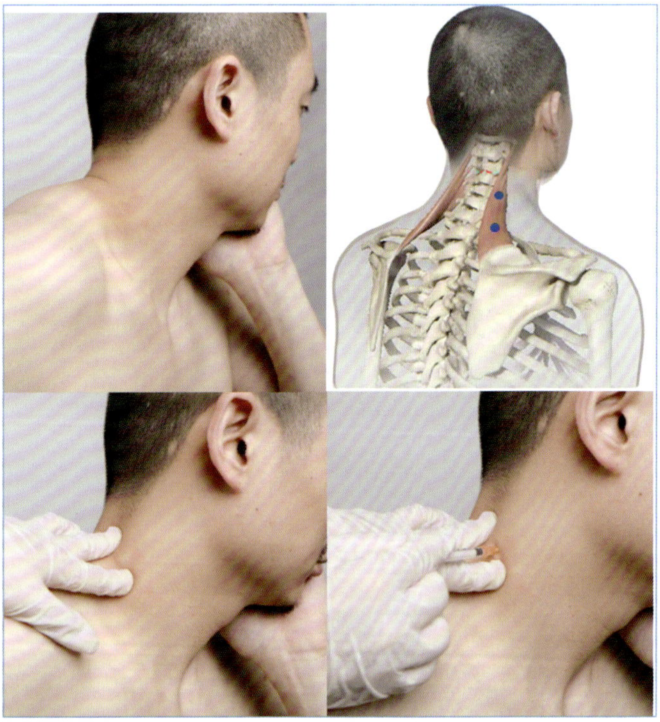

图 2.7.19 肩胛提肌的注射方法

注射方法：如图 2.7.19 所示，嘱患者做耸肩动作、在肌电图的检测引导下注射 1~3 点。参考剂量：10~25U / 点，共注射 25~100U。

注意事项：进针过浅时可能注入其上方的斜角肌。

4. 背深肌

夹肌（splenius）：

起止：起自项韧带下部、第 7 颈椎棘突和上部胸椎，肌纤维斜向上外止于颞骨上乳突和第 1~ 第 3 颈椎横突。分为两部：头夹肌（splenius capitis）和颈夹肌（splenius cervicis）。头夹肌在胸锁乳突肌上端深面，止于乳突下部和上项线的外侧部；颈夹肌在头夹肌的外侧和下方，止于上部 3 个椎体的横突。

功能：一侧夹肌收缩使头转向同侧和侧倾，双侧收缩使头颈后仰。

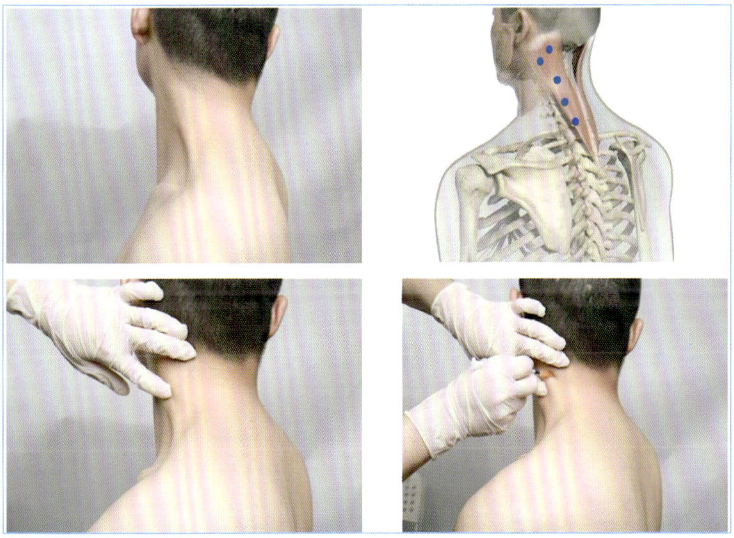

图 2.7.20 夹肌的注射方法

注射方法：如图 2.7.20 所示，分 3~5 点注射。参考剂量：10~25U / 点，共注射 50~100U。

注意事项：扭转及后仰型斜颈常有累及，有时暴露欠充分，对姿势的影响可能被低估。

半棘肌（Semispinalis）：位于夹肌和斜方肌下。

起止：头半棘肌（semispinaliscapitis）位于夹肌之下，起自上胸椎横突和下颈椎关节突，肌纤维几乎完全直行上升，止于枕骨上下项线间的骨面。颈半棘肌（semispinaliscervicis）起自上胸椎的横突，向上附着于上颈椎棘突。

功能：单侧收缩，使头转向同侧 / 同侧倾斜，两侧收缩，使头后仰。

注射方法：如图 2.7.21 所示，注射 2~4 点。参考剂量：10~25U / 点，共注射 25~100U。

注意事项：第 1 颈椎以下部分注射过深（> 3cm），可能穿刺到肺尖。

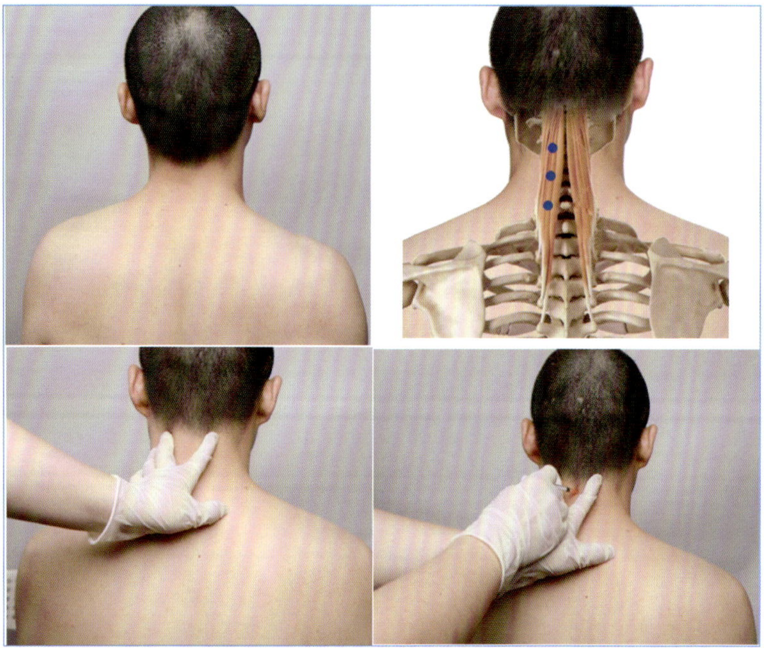

图 2.7.21 半棘肌的注射方法

Part 8 并发症和防治

初次治疗尤其需要详细说明不良反应，包括注射部位或其邻近组织的疼痛、颈肌无力、吞咽障碍、张口受限、口干和体重下降等。一般程度不重，数周内自行好转。其中最引人关注的是程度不等的吞咽困难，占 20%~30%，大多为吞咽障碍或哽噎感。吞咽困难主要因为 BTX-A 通过血液循环及其他的外周和中枢机制向咽肌的扩散渗透所致，与 BTX-A 的剂量及食道肌肉终板对毒素的阻滞效应和特殊敏感性有关。女性患者、颈瘦小者，宜减少胸锁乳突肌的注射剂量，以避免发生吞咽困难。如发生吞咽困难，建议改用半流质，如粥；如饮水呛咳明显，建议去医院就诊，可能需留置胃管。如发生抬头无力，轻型可观察，如症状明显可能需要用颈托等支撑。

Part 9 治疗前沟通

1. 治疗目标

建议与患者充分沟通，告知治疗目标并非完全缓解，设立合理的治疗目标，即减少疼痛、减少生活和工作的功能障碍。

2. 治疗周期

A 型肉毒毒素局部注射后并不会马上出现效果，一般需要数日时间才能显效，多数需要 2 周左右。第一次治疗显效后，在 2~4 周复诊，根据疗效决定是否需要进行第二次治疗。

1 个疗程的有效期多为 3~6 个月，症状复发后，需再次注射 A 型肉毒毒素。重复注射有效，可能疗效越来越好。临床可见少部分缓解期可长达 1~2 年，这未必是注射药物直接作用的结果，可能与患者的肌肉痉挛消失、致其异常神经活动的反射弧弱化有关，尤其是感觉运动整合机制等介导。

3. 告知患者事项

（1）建议注射正规 A 型肉毒毒素，并在正规医疗机构进行。目前国内市场主要有两个合法的品牌（表 2.7.3、图 2.7.22）。

（2）治疗目标的共同商讨。

表 2.7.3　国内市场合法肉毒毒素

制剂	大约价格
保妥适（美国艾尔建公司）	1800~1900元/100U
衡力（兰州生物制品研究所）	700~800元/100U

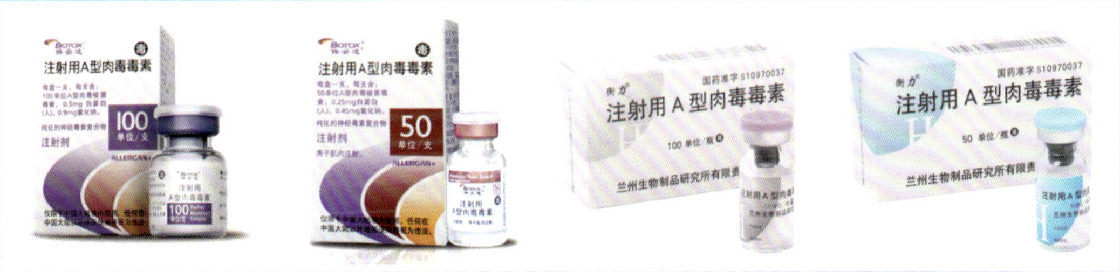

图 2.7.22　中国市场合法的 A 型肉毒毒素品种

4. 治疗后的注意事项

（1）注射当日的注意事项：可洗澡，避免泡澡、泡温泉等。注射部位避免用力按揉。不需静养、卧床，可以日常活动，避免剧烈运动。无忌食。

（2）不良反应的处理：尤其是初次治疗，需要详细说明不良反应，包括注射部位或其邻近组织的疼痛、颈肌无力、吞咽障碍、张口受限、口干和体重下降等。一般程度不重，数周内自行好转。重点需说明吞咽困难和抬头无力的现象和应对措施。如发生吞咽困难，建议改用半流质，如粥；如饮水呛咳明显，建议去医院就诊，可能需留置胃管。如发生抬头无力，轻型可观察，如症状明显可能需要用颈托等支撑。

5. 合并其他治疗

（1）注射前已使用药物一般可以继续使用，如需新增药物，建议和医生商量。应避免使用影响神经肌肉接头的药物，如氨基糖苷类抗生素、筒箭毒碱型肌松药等。

（2）理疗、针灸、按摩等康复治疗的疗效不明确。避免颈部的过度活动和头颈部长期固定姿势。坚持打太极和静气功锻炼可能有益康复。

Part 10 治疗后随访

1. 注射后随访事项 1

(1) 起效时间：1~2 周起效，1 个月达峰值。

(2) 再注射时间：须等起效后再次评估，建议 2~4 周。

(3) 再注射剂量、肌肉：须重新评估。

(4) 疗程间隔时间：6~33 周不等，建议 12 周之后再注射。

2. 注射后随访事项 2：反应不佳

(1) 诊断问题：重点需鉴别迟发性运动障碍，是否全身性肌张力障碍或是继发性肌张力障碍。

(2) 肌肉选择不当、深部颈肌注射不充分：多数经过调整剂量或改变注射部位后可产生疗效；建议经 EMG 或 B 超引导以便准确注射。

3. 其他注意事项

(1) 抗体形成：疗效反应的评估，推荐额肌 / 趾短伸肌疗效实验评估。

预防抗体产生可用以下方法：

· 异体蛋白、免疫原性。

· 大剂量、频繁注射是主要危险因素。

· 注射间隔时间大于 3 个月。

处理：可更换成 BTX-B。

(2) 病情进展（中枢运动程序的改变）。

第八章 三叉神经痛 (Trigeminal Neuralgia)

第一节 三叉神经痛

Part 1 疾病概述

三叉神经痛（trigeminal neuralgia，TN）是一种常见的一侧面部三叉神经一支或多支支配区的反复发作的阵发性、短暂、剧烈疼痛。中老年人常见，大多数在 50 岁后发病，女性多于男性，人群年发病率为 4/10 万 ~13/10 万，并且随着年龄的增长，三叉神经痛呈现病程愈长，发作愈频繁、严重的趋势，对患者的日常工作和生活造成严重影响。

Part 2 诊断

典型的三叉神经痛有如下特点：①疼痛限于三叉神经分布区，一般以单侧上颌支、下颌支多见，眼支少见；②疼痛呈现突发、突止，间歇期不定，发作时较剧烈，如刀割、电击样痛；③往往存在扳击点，轻触扳击点可诱发疼痛，另外，说话、进食、洗脸、刷牙等因素可诱导发作；④除少数有同侧面部感觉减退外，一般无异常体征。

三叉神经痛根据病因的不同分为原发性和继发性三叉神经痛两种。原发性三叉神经痛是指临床上无神经系统体征，同时不存在器质性病变，约占全部三叉神经痛的 80%。目前认为，三叉神经被血管压迫是三叉神经痛的主要原因。而继发性三叉神经痛多有明确的病因，如疱疹病毒感染后、外伤、多发性硬化、颅内肿瘤、血管畸形等。头颅磁共振成像（magnetic resonance imaging，MRI）和三叉神经反射测试是鉴别原发性和继发性三叉神经痛的重要检查手段。

Part 3 治疗

继发性三叉神经痛主要是针对病因进行治疗。原发性三叉神经痛的治疗以药物为主。在美国神经病学会与欧洲神经病学联盟共同提出的三叉神经痛治疗指南中提到药物卡马西平、奥卡西平仍作为一线治疗药物。其他药物如拉莫三嗪、加巴喷丁、普瑞巴林等抗癫痫药物及巴氯芬、替扎尼定等非抗癫痫药物可作为二、三线治疗药物。但是药物治疗的不良反应较多，且长期使用药物疗效会逐渐下降。可能出现较多的药物不良反应，如恶心、头晕、共济失调、肝功能损害、血细胞减少等，严重时影响患者的生活。药物难治性三叉神经痛患者，选择微血管减压术、伽马刀放射治疗、半月神经节射频热凝治疗等手术治疗是合理的。

不能耐受手术，又无法耐受药物治疗的副作用的患者，怎么办？有数据支持肉毒毒素注射可能对难治性三叉神经痛有效，但目前，国内外关于 A 型肉毒毒素注射治疗三叉神经痛的报道并不多见，其方法、疗效等有待于进一步评价。

Part 4　肉毒毒素治疗的优点

（1）副作用轻微且可逆。

（2）有效患者可停用或减用止痛药。

（3）疗效可维持 3~6 个月。

Part 5　肉毒毒素的注射技巧

肉毒毒素的注射方案：由于疼痛累及的部位不同，注射部位也有所差异。主要在三叉神经分布区（图 2.8.1），根据患者描述的疼痛部位及扳机点行多点皮下注射，每个点注射剂量为 2.5~5.0U，皮肤表面间隔 1~2cm。重复注射时根据个体疼痛范围及程度的变化，对注射位点及每点的剂量进行相应的调整（图 2.8.2）。

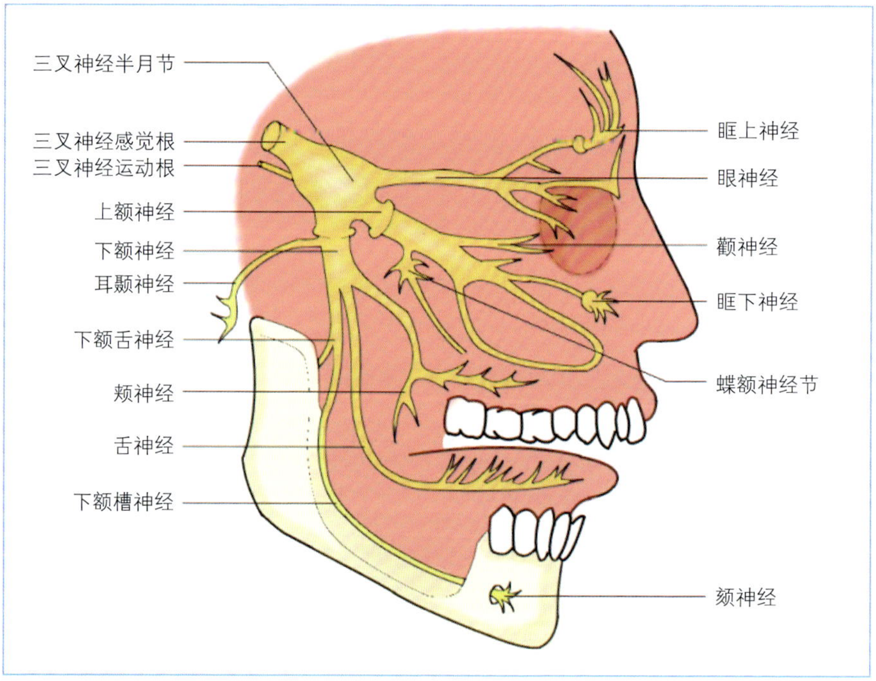

图 2.8.1 三叉神经解剖

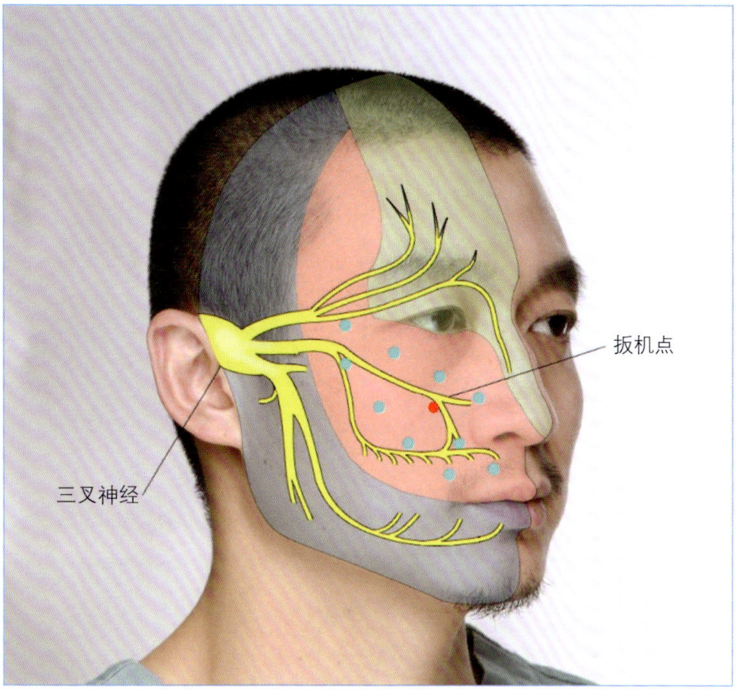

图 2.8.2 三叉神经痛注射点

Part 6 并发症和防治

常见的副反应为肉毒毒素注射治疗后出现面部不对称、面部肌肉发僵感，注射部位瘀血等。副反应一般均为自限性，通常 1~3 周内自行缓解。预防副作用的方法包括：①一侧单支三叉神经痛者，可同时注射对侧相应位点以改善口角㖞斜等情况的出现；②口服抗凝、抗血小板聚集药物，皮肤下组织松弛者，延长注射后压迫止血时间，有助于避免发生皮下出血及青紫、瘀斑。

第二节 带状疱疹后遗神经痛

Part 1 疾病概述

水痘—带状疱疹病毒感染后，在皮疹消退后，不同比例的患者仍然有数月至数年的疼痛，称带状疱疹后遗神经痛（postherpetic neuralgia，PHN），是带状疱疹病毒感染后最常见的并发症。带状疱疹病毒感染后遗神经痛传统上定义为皮疹消失后疼痛持续超过 1 个月。发病率随着年龄、疾病或化疗造成的免疫系统损伤而增加。据文献报道，60 岁以下带状疱疹病毒感染的成年患者发生 PHN 的风险估计 < 2%，60 岁以上 PHN 的发生率为 6.9%，70 岁以上可达 18.5%。

Part 2 诊断

PHN 最常表现为带状疱疹病毒感染急性发作后从未缓解的持续性疼痛。疼痛类型主要有 3 种：持续性烧灼痛、阵发性刺激痛、针刺样痛。往往伴有感觉缺失区、痛觉异常，如穿上衣服，摩擦皮肤就会出现剧烈疼痛。胸部神经（尤其是 T4~T6）、颈部神经和三叉神经最常受累。三叉神经受累还伴头痛、流泪、眼痛、视力下降等。

Part 3 治疗

PHN 是困扰中、老年人群的顽固痛症之一，患者长期遭受疼痛的折磨而苦不堪言，情绪低落，严重影响患者的生活质量和工作能力。美国神经病学会的 2004 年执业准则推荐三环类抗抑郁药、加巴喷丁、普瑞巴林、阿片类药物和局部用利多卡因贴剂作为带状疱疹后遗神经痛的一线治疗方法。但大多数药物的长期益处尚不确定，且副作用常见，限制了药物的依从性。除药物治疗外，物理疗法、手术治疗、神经阻滞及针刀治疗、神经损毁、心理治疗可能也有效。近期，国内外有报道可应用肉毒毒素治疗 PHN，研究结果多数提示有一定疗效。

Part 4 肉毒毒素治疗的优点

（1）副作用轻微且可逆。

（2）有效患者可停用或减用止痛药。

（3）疗效可维持 3~6 个月。

Part 5 注射技巧

根据文献资料报道，在触痛区间隔皮下注射 A 型肉毒毒素，每点注射 5U，剂量 20~190U 不等。

Part 6 并发症和防治

常见的副反应为肉毒毒素注射治疗后出现面部不对称、面部肌肉发僵感，注射部位瘀血等。副反应一般均为自限性，通常 1~3 周内自行缓解。预防副作用的方法包括：①一侧单支三叉神经痛者，可同时注射对侧相应位点以改善口角歪斜等情况的出现；②口服抗凝、抗血小板聚集药物，皮肤下组织松弛者，延长注射后压迫止血时间，有助于避免发生皮下出血及青紫、瘀斑。

第九章 慢性偏头痛（Chronic Migraine）

Part 1 疾病概述

慢性偏头痛是最常见的慢性头痛，每日均痛，患病率亚洲报道为 0.6%~1.7%。

慢性偏头痛明显影响了患者的生活质量，也带来了严重的经济负担。治疗包括教育、支持预期管理和密切随访，生活方式调整包括行为治疗、药物治疗。RCT 研究提示有效药物有妥泰和 A 型肉毒毒素局部注射。但 A 型肉毒毒素有更强依据（A 级证据），也是唯一 2010 年分别被英国和美国 FDA 批准应用于慢性偏头痛的药物。

Part 2 肉毒毒素治疗慢性偏头痛的优点

（1）疗效确切，有高级别循证依据支持，指南共识推荐。

（2）副作用少、轻微和可逆，安全性高。

（3）操作简单易学。

（4）方便、依从性佳。

（5）早期和长期、定期治疗获益更明显。

（6）有良好的卫生经济学。

Part 3 注射技巧

1. 注射剂量

50~200U。FDA 美国批准剂量是 155U，而英国批准剂量为 155~195U。

2. 注射间隔

有效患者每 3~6 个月。

3. 注射位点

包括固定点位、疼痛点位、固定和疼痛点位联合注射。

（1）常用固定点位（表 2.9.1）。

表 2.9.1 常用固定点位

序号	肌肉	总剂量（点数）
A	皱眉肌（Corrugator）	10 U（2点）
B	降眉肌（Procerus）	5 U（1点）
C	额肌（Frontalis）	20 U（4点）
D	颞肌（Temporalis）	40 U（8点）
E	枕肌（Occipitalis）	30 U（6点）
F	颈部脊旁肌（Cervical paraspinals）	20 U（4点）
G	斜方肌（Trapezius）	30 U（6点）
单位总数		155U（31点）

（2）其他疼痛参考注射点：如颞部、额部、枕部、顶部、眼眶部和咬肌部。每个部位 1~2 个位点，5U / 点。

4. 参考图谱

（1）固定位点（图 2.9.1）。

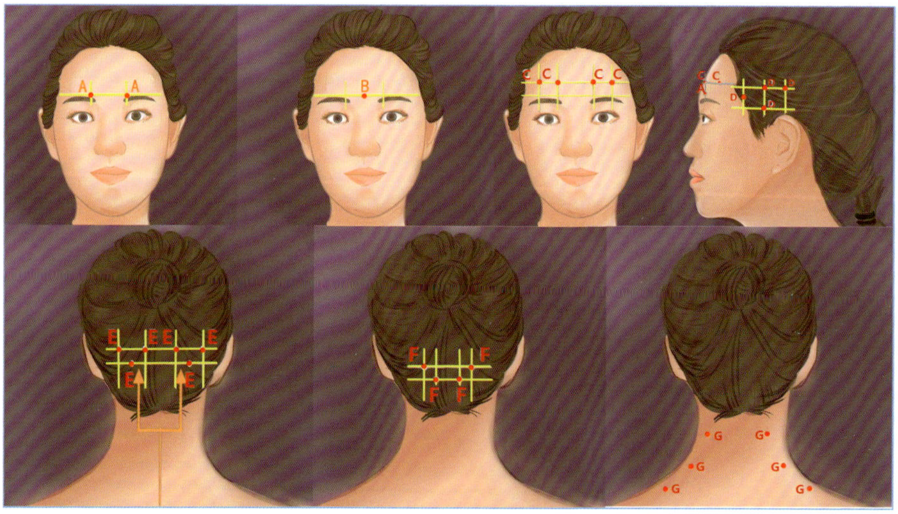

图 2.9.1 固定位点注射法
A. 皱眉肌，每侧 5 U；B. 降眉间肌，5 U（一个位点）；C. 额肌，每侧 10 U；D. 颞肌，每侧 20 U；E. 枕肌，每侧 15 U；F. 颈部脊旁肌，每侧 10 U；G. 斜方肌，每侧 15 U

（2）疼痛位点注射（图 2.9.2）。

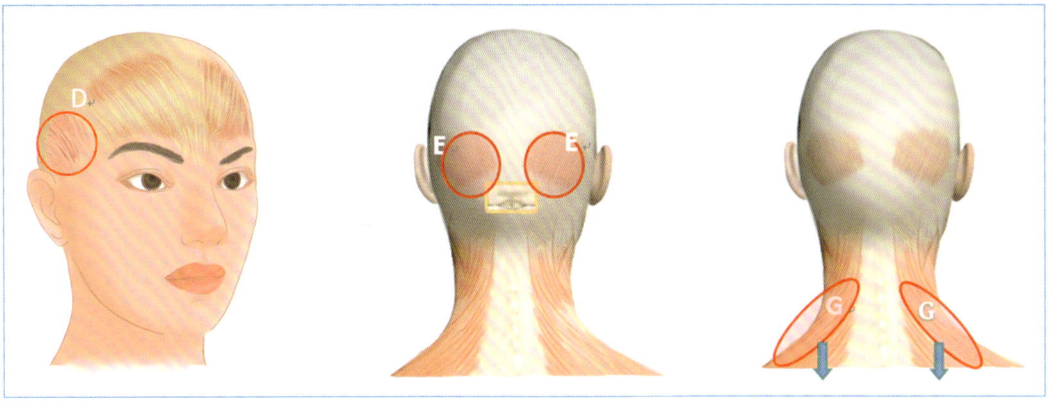

图 2.9.2 **疼痛位点注射法**
D. 颞肌疼痛点加一点注射，每侧 5U；E. 枕肌疼痛点加一点注射，每侧 5 U；G. 斜方肌疼痛点加一点注射，每侧 5 U

Part 4 并发症和防治

肉毒毒素治疗慢性偏头痛总体而言副作用少而轻微。

（1）上睑下垂：发生率约 4%。肉毒毒素扩散到上睑提肌引起上睑提肌肌力减弱，引起上睑下垂、睁眼费力和困难。重要的是预防。注射皱眉肌时避免注射点过低、层次避免过深、注射容积不宜过大。

（2）额头沉重感和僵硬感：因为额肌松弛所导致。一般不需特别处理。根据药物反应情况适当减少剂量。

（3）抬头无力。因为斜方肌、枕肌、颈部脊旁肌松弛所致。一般不需特别处理。根据药物反应情况适当减少剂量。

（4）皱纹不对称、眉毛不对称：由于左右注射位点不对称或者剂量不一致导致。出现不对称后，可根据具体情况再次进行注射调整。皱纹深的一侧可补充注射调整。眉毛高的一侧可在额肌补充注射。

第十章 面部多汗症 (Facial Hyperhidrosis)

Part 1 疾病概述

汗腺分泌汗液的主要生理作用为散热、调节体温，当汗腺过度分泌汗液，超过生理需要时，便形成了多汗症（Hyperhidrosis）。面部为多汗症的常见部位，其比例大约为22.8%，临床上主要表现为前额部、头皮、鼻翼、上唇等部位的异常多汗。根据出汗部位，面部多汗症可分为：①前额型；②“匍行秃发”型；③全头皮型；④前额及全头皮型。这些明显部位的异常出汗会带来生活上的不便与尴尬。肉毒毒素注射是目前治疗面部多汗症的常用方法之一。

Part 2 注射前评估

面部多汗症可继发于多种疾病，如围绝经期综合征、糖尿病等，许多药物也可引起面部多汗症。在注射肉毒毒素前，需经过详尽的病史询问、相关检查排除上述情况。

注射前可进行碘—淀粉试验确定注射范围。面部清洁后，在可疑出汗部位先涂上消毒常用的碘伏，然后再涂上淀粉，汗液的作用会使出汗部位呈现出点状紫色（图 2.10.1、图 2.10.2）。

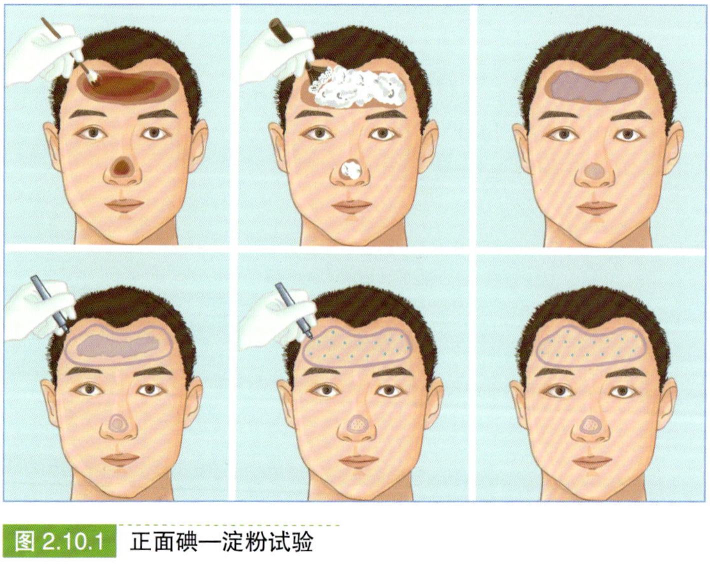

图 2.10.1 正面碘一淀粉试验

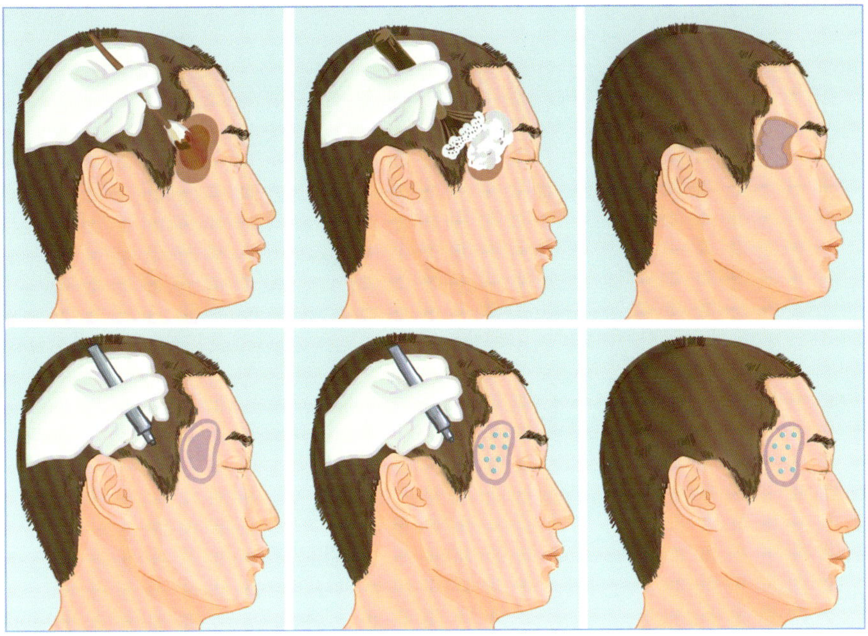

图 2.10.2 侧面碘—淀粉试验

Part 3 注射方法

（1）使用 4mL 生理盐水稀释 100U 肉毒毒素。

（2）使用 1mL 注射器配以 30G 针头注射。

（3）注射深度为真皮层及皮下组织的交界处。

（4）前额型：注射总量平均为 20U，每个注射位点 1.0~1.5U，每个注射位点间隔 1~2cm，注意避开眉弓上 1~2cm 范围。

（5）"匍行秃发"型：注射总量平均为 50U，每个注射位点 1.5~2.0U，每个注射位点间隔 2cm（表 2.10.1、图 2.10.3）。

表 2.10.1 面部多汗症的注射方法

注射部位	每点注射单位（U）	每点间隔距离（cm）	平均注射总量（U）	效果持续时间（个月）
前额部	1.0~1.5	2	20~30	4~6
头皮	1.5~2.0	2	50~100	4~6
鼻翼	1~2	0.5~1	5~10	4~6
上唇	1	0.5~1	5	4~6

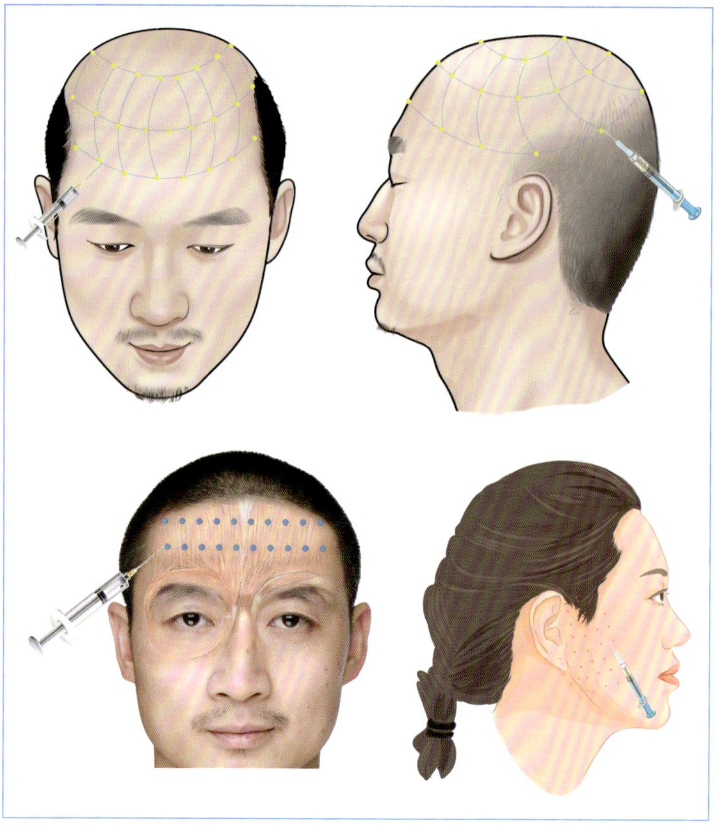

图 2.10.3 面部多汗症注射图示

Part 4 并发症

肉毒毒素治疗面部多汗症的不良反应轻微，于注射后 1~2 周达到高峰，之后可逐渐自行缓解。

（1）眉下垂：前额部肉毒素注射时，注射点过分靠近眉毛可出现眉下垂的不良反应。注射时应注意避开眉弓上方 2cm 范围。

（2）眉毛不对称：前额部肉毒毒素注射时两侧注射部位不对称及剂量不均匀可出现眉毛不对称，注射时注意保持两侧注射点位对称、注射剂量均匀。

（3）吊梢眉：由前额部肉毒毒素注射时内外侧注射不均匀引起。发生后可在上提的眉毛外侧上方 2cm 以上补充注射 1~2U 肉毒毒素进行调整。

（4）鼓鼻不能、鼻唇沟变浅：鼻部肉毒毒素注射过量时可引起上述情况，需注意严格控制肉毒毒素的注射总量。

第三部分　美容篇

FACIAL CODES

第一章　面部皱纹与表情肌 (Ficial Lines and Muscles)

Part 1　概述

人的衰老与遗传、生活环境、情绪、营养状况、疾病等因素有着密切的关系。衰老征象最早开始表现在面部，是面部骨骼、肌肉、韧带、脂肪、皮肤及其他各种组织共同变化的结果。在浅部的软组织层次，皮肤的老化、皮下脂肪组织容积减少、肌肉萎缩、韧带等支持结构松弛使得面部软组织对抗重力影响的能力减弱；在深部，则是骨骼的变化，包括骨组织的移位及吸收，使得骨组织对软组织的支撑能力发生减弱，加重苍老的表现。

面部的衰老具体可以表现在：皮肤的质地变差、变薄、弹性减弱、肤色暗淡、颜色不均匀、各种色斑的出现；额部、眉间、眼角、耳前、颊部、口周、颏部、颈部出现皱纹并持续加重；眉毛下垂、上睑松弛、外眼角下垂、眼袋出现、面颊部下垂、下颌缘下垂、口角下垂、颈部皮肤下垂；面颊部及下颌缘脂肪堆积、颏部脂肪堆积；颞部凹陷、眼窝凹陷、颊部凹陷、鼻唇沟凹陷等（图 3.1.1、图 3.1.2.)。

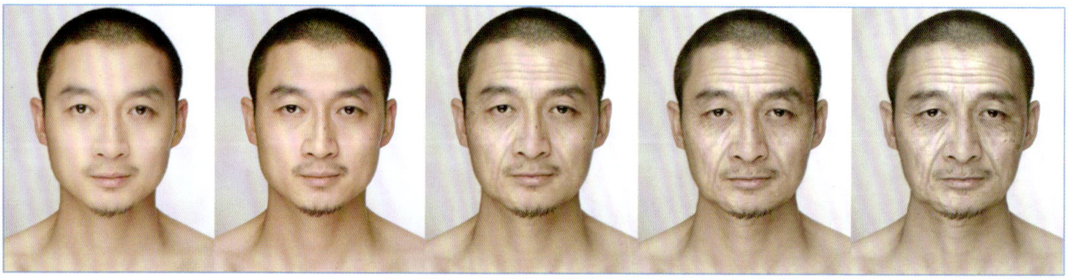

图 3.1.1　面部衰老的表现

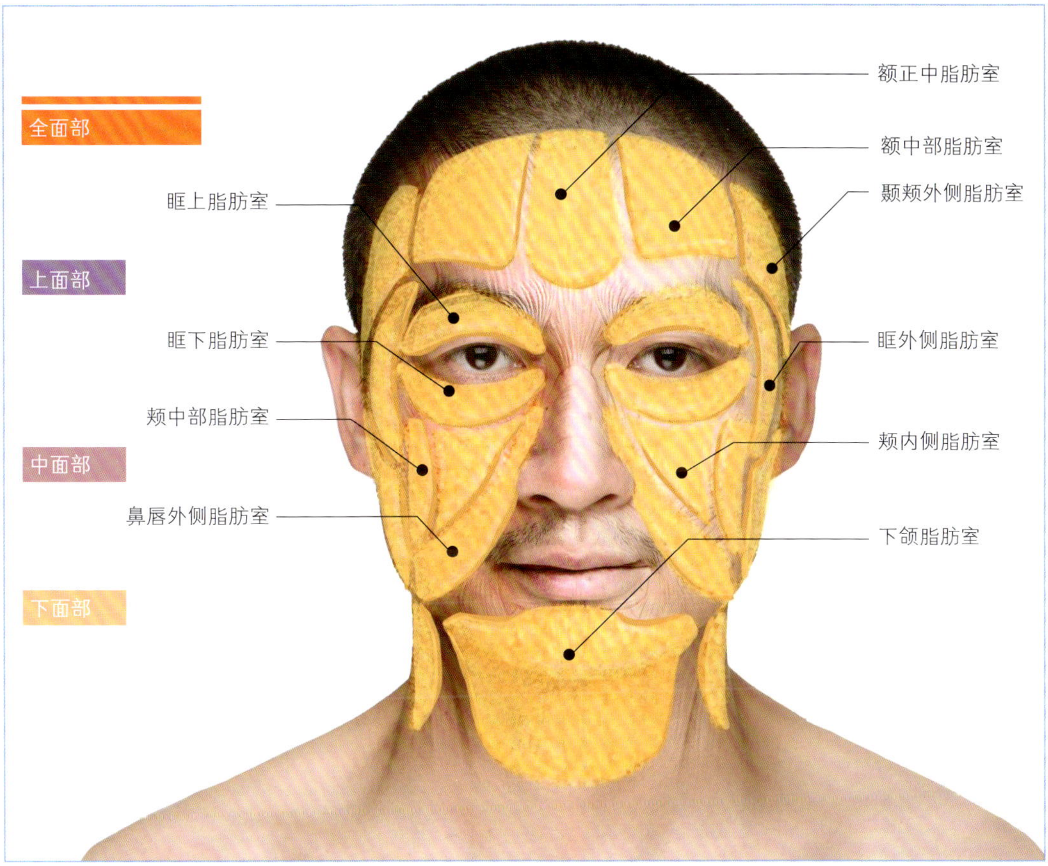

图 3.1.2 面颈部脂肪垫，衰老时脂肪垫萎缩、下滑，形态和位置发生改变。

Part 2 皱纹与表情肌

出现皱纹是皮肤衰老的重要表现之一。

皮肤由表皮和真皮所构成，表皮是身体最外层的屏障，可抵御外界的侵袭，而真皮由网状层和乳头层所构成，含有大量的胶原纤维、弹性纤维及透明质酸，维持着皮肤的韧性、弹性和容积。

皮肤的颜色和质地是影响外观的重要因素。随着年龄的增长、衰老的进展，皮肤胶原纤维和弹性纤维的数量和质量下降、透明质酸逐渐丧失、表皮与真皮之间的结合逐渐减弱、静态的皱纹逐渐出现。此外，面部表情肌的活动，可以产生动态性的皱纹，并且随着皮肤质地的下降，在表情肌持续的作用下，动态性的皱纹逐渐转为静态，大大加重了皱纹的严重程度。

面部的表情肌属于皮肌，参与面部表情的产生（图 3.1.3），按功能可分为提肌、降肌和括约肌。一般表情肌均有明确的起止点，起自较深的骨或筋膜，止于浅层的皮肤或浅筋膜。有起止点的表情肌收缩时，止点附近的皮肤向起点方向运动，从而产生与肌肉纤维方向垂直的皮肤皱纹（图 3.1.4）。表情肌的运动受面神经支配，在大脑的控制下主动收缩，可在面部呈现出喜怒哀乐等丰富的表情。面部任何一种表情的产生并不仅是某一块肌肉的作用，而是由多块表情肌共同作用的效果。

除了衰老的原因之外，其他因素也在皱纹形成过程中起到一定作用，比如阳光的暴晒、失眠、劳累等不良的生活习惯，化妆品使用不当，皮肤水分丧失，体型的改变，丰富的面部表情等情况都可导致皱纹的形成。

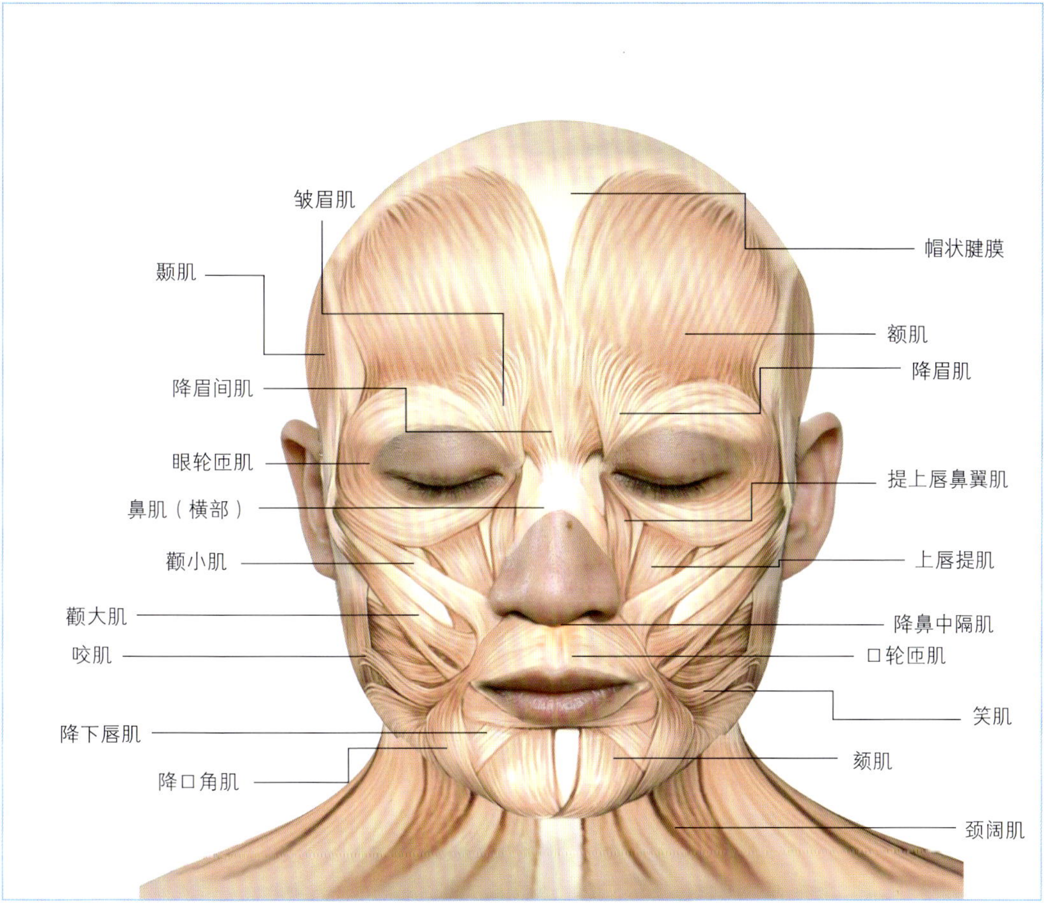

图 3.1.3 面部表情肌示意图

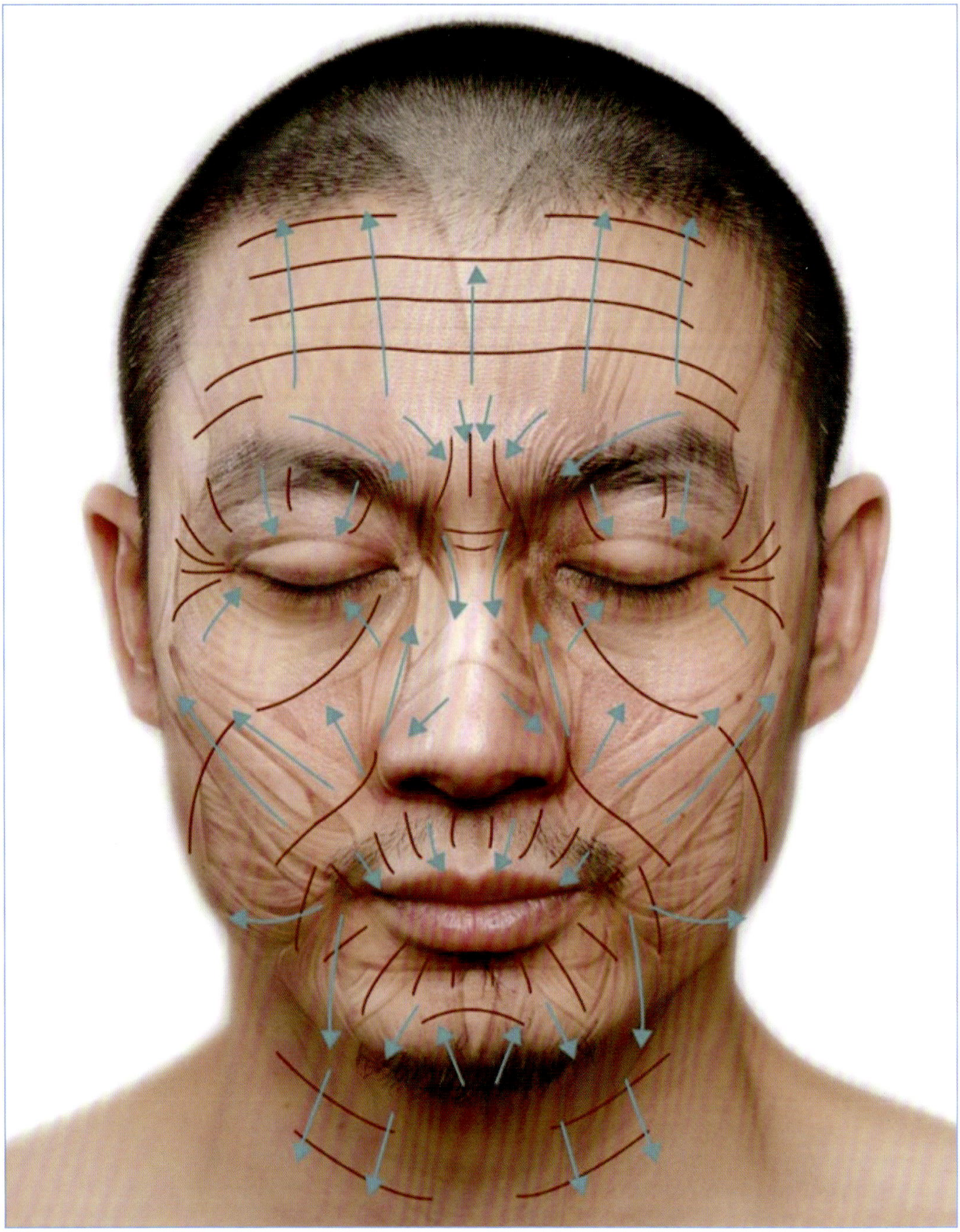

图 3.1.4 表情肌活动与面部动态性皱纹的关系

第二章 额纹注射（Forehead Rhytids）

Part 1 概述

额纹，又称抬头纹，顾名思义是抬额头时出现在额部的皱纹，呈横行分布，长短不一。额纹最开始出现时与抬额头的动作有关，但在后期，随着皮肤的松弛、弹性的下降，已经出现的额纹不会消失，即使不抬额头，仍有深浅不一的额纹存在。此外，上睑下垂的患者睁眼时会借助额肌的力量，伴随着抬眉毛和额头的动作，因此额纹会较常人更加明显（图 3.2.1）。

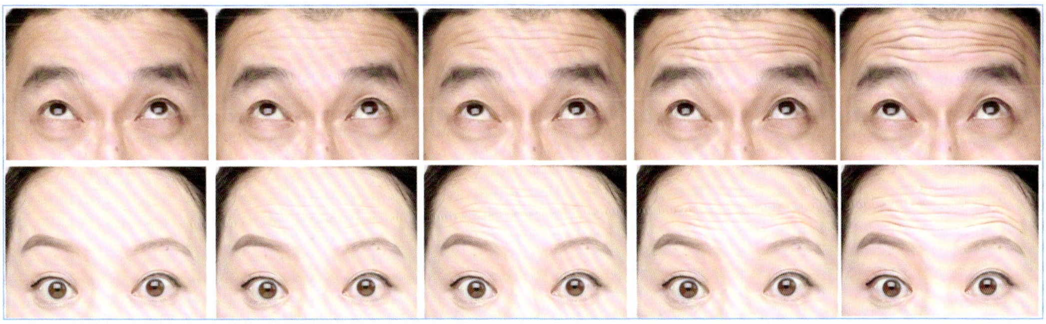

图 3.2.1 不同程度的额纹

Part 2 解剖基础

额肌（Frontalis Muscle）：位于额部，是宽阔菲薄的肌肉。额部的软组织层次由浅入深依次是：皮肤、皮下脂肪、额肌、腱膜下疏松组织、骨膜。额肌处于中间的层次（图 3.2.2）。

起止：额肌是颅顶枕额肌的一部分，向上、向后于发际处与帽状腱膜相延续。左右两侧的额肌上部稍分开，纤维向前下方呈斜纵行走向，逐渐向内侧靠拢。额肌向下止于眶上缘、眉毛及鼻根部皮肤。下方内侧的肌纤维与对侧相邻并融合（图 3.2.3）。

功能：额肌收缩可上抬眉毛、上提上眼睑、开大睑裂。在眉部与眼轮匝肌拮抗，影响眉毛的外形。

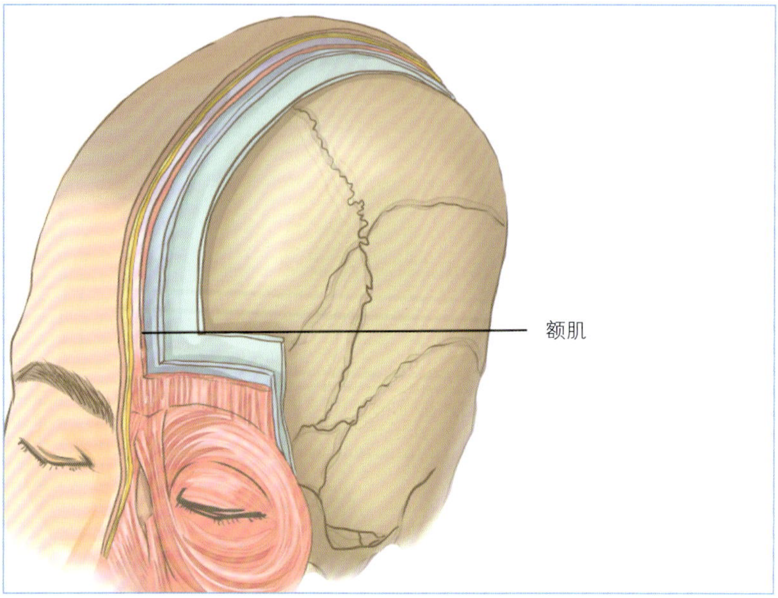

图 3.2.2 额肌层次示意图

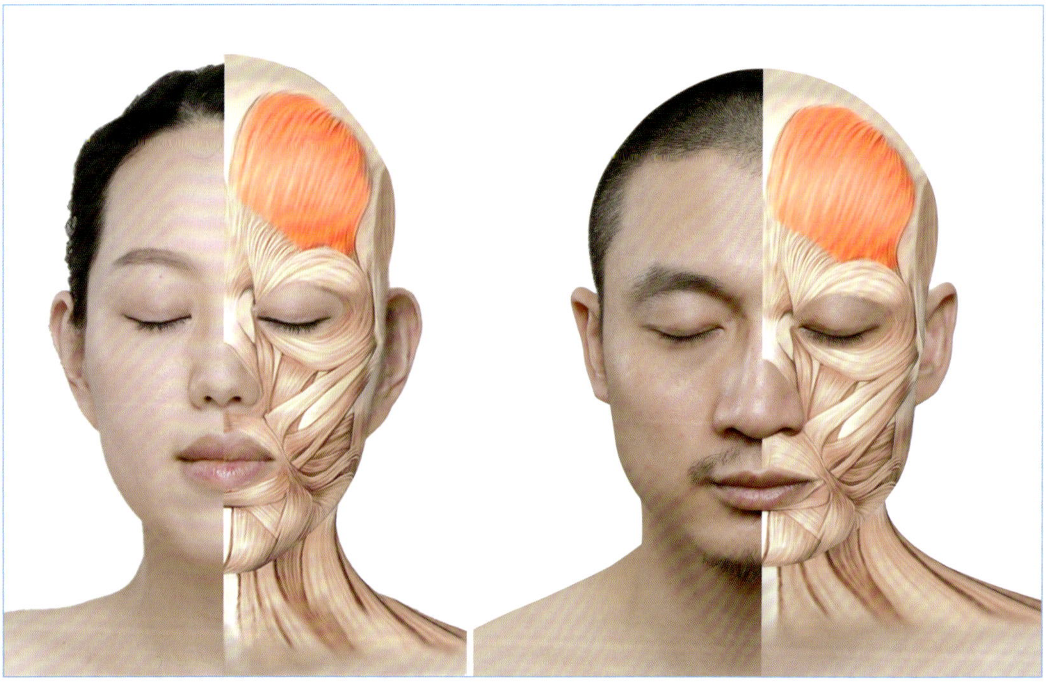

图 3.2.3 额肌解剖示意图

Part 3　适应证

（1）额纹。

（2）抬眉过高。

Part 4　注射前评估

静态下观察求美者额纹的分布及深浅程度，然后嘱其向上抬眉毛，观察额肌收缩状态下额纹的分布及深浅程度。部分人群的额纹会向两侧延伸到发际线内。每个人额纹的分布都是不同的，需要因人而异进行设计。此外，因额肌收缩影响睑裂开大，需注意求美者是否患有上睑下垂或者上睑皮肤松垂。

Part 5　注射技巧

（1）用 1mL 生理盐水稀释 100U 的肉毒毒素。

（2）使用 1mL 注射器配以 30G 针头注射。

（3）额肌纤维于眉部、眼眶上与眼轮匝肌相互交错，注射位置太靠近眉毛可能导致眉下垂，因此注射点要在眉上缘上方 2cm 以上。

（4）注射前可先做标记：根据额纹的分布，于额部正中线处标记一个点，然后分别向两侧每间隔 2cm 标记其他点。如有必要，在第 1 排注射点上方 2cm 左右标记第 2 排注射点。第 2 排与第 1 排的注射点需要错开。注射点的数量要根据额纹的分布范围确定，范围大注射点多，范围小注射点少。要注意分布均匀（图 3.2.4）。

（5）注射的时候尽量垂直进针：针头在皮下行进的方向不能太斜向眉部，否则有可能进针点的位置在眉毛 2cm 以上，但针尖在皮下的位置已经靠近眉部，使药物实际注射到了距眉毛 2cm 以内的范围。

（6）注射层次为皮下：不要将针尖顶到额骨，因为 30G 针头非常细，与坚硬的额骨接触容易磨损变钝，会增加求美者的疼痛感。此外，药物注射到过深的骨膜下，无法与额肌有效结合，可能影响治疗效果。

（7）每个点注射 2U，注射 1~2 排，一共 16~20U。

（8）对于距眉毛 2cm 以内的额纹，可以进一步稀释肉毒毒素到 25~50U/mL 的浓度，进行浅表的皮内注射。细皱纹分布处间隔 1cm 注射，0.25~0.5U / 点。

（9）注射剂量宁少勿多。既要去除皱纹，又不能使肌肉完全松弛，需要保留额肌的正常收缩功能。

（10）两侧均匀对称注射。

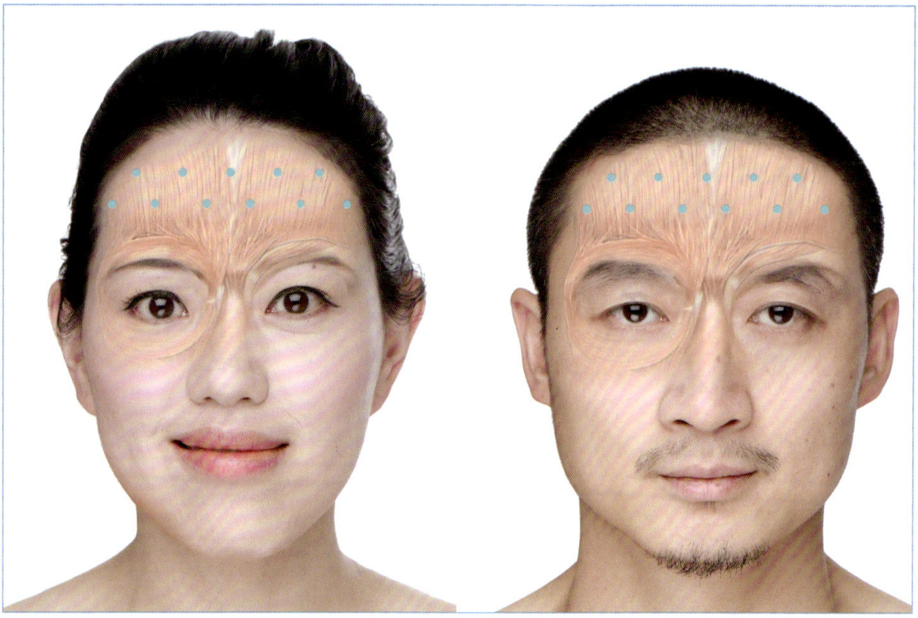

图 3.2.4 额纹肉毒毒素注射位点

Part 6 并发症

（1）眉下垂：额肌是唯一的提眉肌肉，靠近眉毛的下部分额肌的主要作用就是提眉。肉毒毒素注射过低、太靠近眉毛，就可能导致眉下垂。注射过程中应尽量将肉毒毒素注射在眉上 2cm 以上。出现眉下垂后，可以通过调整额肌的其他拮抗肌肉的肌力来调整眉形，详见“眉形调整注射”一章。

（2）眉毛不对称：这是因为两侧注射剂量及注射点分布存在明显的差别所导致。出现后可以再次对额肌进行必要的补充注射，或者对额肌的拮抗肌群进行注射，调整眉毛的位置，详见“眉形调整注射”一章。

（3）吊梢眉：注射额肌后眉毛外侧出现上提的表现，像传说中恶魔一样的眉毛（Mephisto Sign），显得惊奇、凶悍。原因是两侧瞳孔外缘垂直线之间的额肌注射了肉毒毒素后，肌肉发生松弛，而外侧肌肉注射剂量不足或者没有注射，该部分肌肉松弛程度稍弱或者没有松弛，甚至肌张力还会代偿性地升高，从而在抬额头时导致外侧眉毛的上提。注意在内侧及外侧均进行注射，避免该现象的发生。发生吊梢眉后，可以在上提的眉毛外侧上方 2cm 以上补充注射肉毒毒素 1~2U 进行调整。

（4）额头沉重感：因为肌肉松弛所导致。在初次注射的时候，应该从小剂量开始。

（5）睁眼费力：原来患有上睑下垂的求美者，因为长期以来通过额肌的收缩来睁眼，形成了很深的额纹。对这类求美者的额部注射肉毒毒素，降低了额肌收缩力后，有可能会引起上睑下垂症状的加重。

第三章 眉间纹（Glabellar Lines）

Part 1 概述

眉间纹又称皱眉纹、川字纹，是位于眉间的表情纹，主要为垂直走向，通常在思考、发怒、疑问等情绪时出现。眉间纹的产生受多块肌肉的影响，因此表现出多样的外形。国外有学者将眉间纹分为 U 形、V 形、→←形、Ω 形、倒 Ω 形 5 种类别，国内专家吴溯帆将皱眉纹分为 ‖ 形、∪形、∩形和口形 4 种。不同表现的眉间纹，注射的位点及剂量会有一定的差别，应予以精细个性化调整注射（图 3.3.1）。

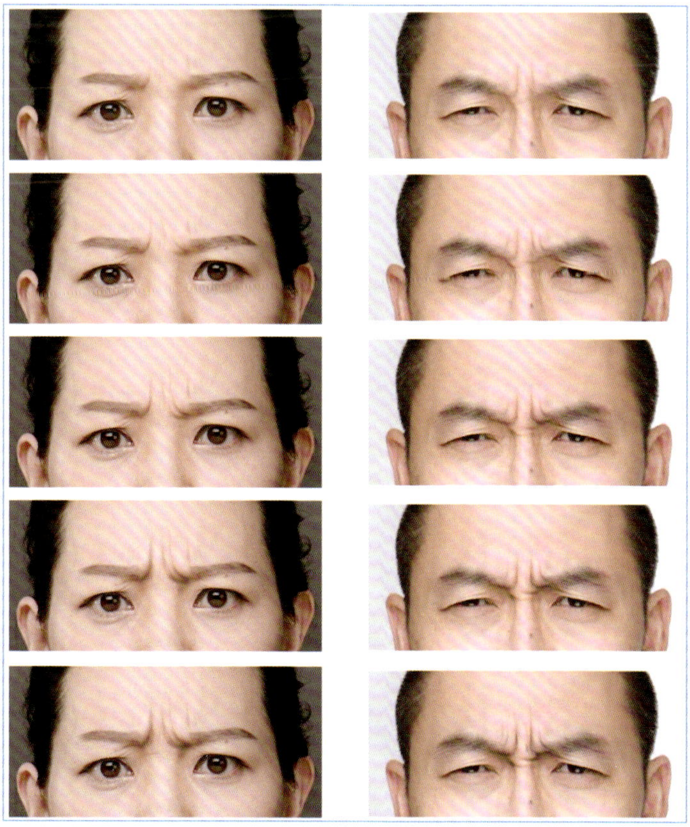

图 3.3.1 不同程度的眉间纹

Part 2 解剖基础

与眉间纹相关的表情肌有 3 块：降眉间肌（Procerus Muscle）、降眉肌（Depressor Supercilii Muscle）和皱眉肌（Corrugator Supercilii Muscle）。这 3 块肌肉构成眉间复合体，共同收缩参与相关表情的形成（图 3.3.2、图 3.3.3）。

（1）降眉间肌：位于眉头之间中线两侧的皮下层，呈倒梯形。

起点：起自鼻根部鼻骨与鼻上外侧软骨连接部，向上逐渐走浅。

止点：小部分上行止于眉间部皮肤。大部分向上与额肌内侧部的纤维相延续，止于额肌中段。

功能：收缩时下拉两侧眉头之间的皮肤，使鼻根部皮肤出现横纹。

（2）降眉肌：位于鼻根上部，降眉间肌的两侧，层次与降眉间肌基本一致。

起点：起自鼻根部，向上方走行。

止点：止于眉头及眉间部皮肤，较降眉间肌更靠近眉头。

功能：收缩时下拉眉头，牵引眉间皮肤向下，使鼻根部皮肤产生横行皱纹。降眉肌和降眉间肌连在一起很难完全区分，降眉间肌在中央，降眉肌位于两侧，外形呈倒梯形，构成了联合体共同参与表情变化。

（3）皱眉肌：位于两侧眉弓之间，降眉间肌与降眉肌的外侧，眼轮匝肌眶部和额肌的深面。皱眉肌起点较深，止点较浅，贯穿了额骨至皮肤之间的多个层次。

起点：起自眶内上缘的额骨鼻部。肌纤维从内下斜向外上走行，经过眶上神经血管束的浅面，逐渐走浅。

止点：止于眉中部上方的皮肤。

功能：收缩时使眉毛向中线处聚拢，眉中部和眉头被牵拉向内下方，眉头间皮肤产生垂直的皱纹，眉头上方的皮肤隆起，内侧上睑的皮肤发生皱缩。强光照射时，皱眉肌也会收缩，与眼轮匝肌一起加速闭眼，缓解强光对眼球的刺激。

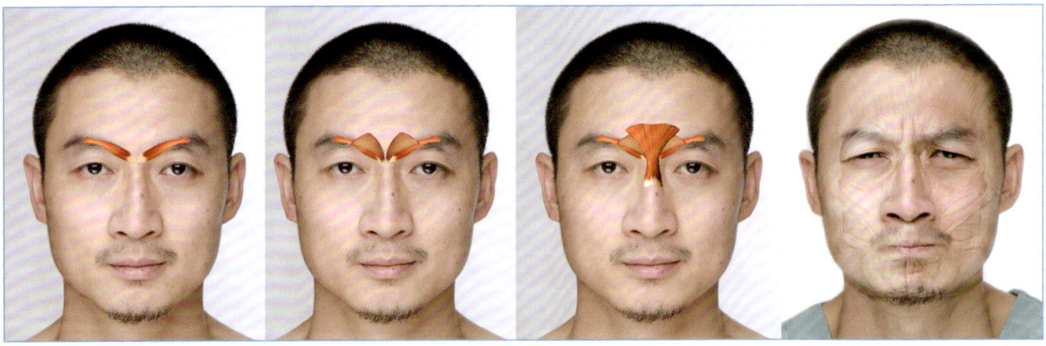

图 3.3.2 眉间肌群及眉间纹

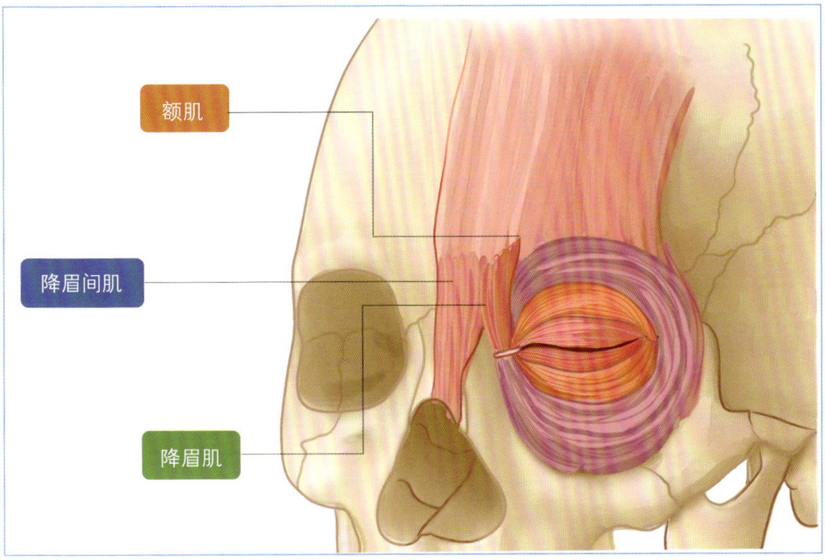

图 3.3.3 降眉间肌和降眉肌与周围肌肉的毗邻关系

Part 3 适应证

眉间纹。

Part 4 注射前评估

在求美者不做表情的静态下观察是否有眉间纹存在，注意有无眉形不对称。嘱求美者皱眉，观察眉间纹的范围和严重程度。注意是否合并眉间周围其他皱纹的产生。

Part 5 注射技巧

(1) 用 1mL 生理盐水稀释 100U 的肉毒毒素。

(2) 使用 1mL 注射器配以 30G 针头注射。

(3) 两侧眉头延长线在中线交点处标记一个注射点，该点位于鼻根部稍上方。垂直进针，深层注射 2U。

(4) 两侧眉头内上方 0.5cm、距中线约 0.5cm 处各设计 1 个注射点，斜向眉头及眶缘方向 45° 进针约 0.4cm，于皮下中层注射 2U。该进针点位于皱眉肌肌腹的内上方，在注射时可用手指指腹按住外下方的软组织，阻止药液向下弥散（图 3.3.4、图 3.4.5）。注射时避免层次过深、过于靠下或注射剂量过大而使药物弥散致上睑提肌，造成上睑下垂。

(5) 在眉头内上方 2 个注射点之间再注射 1 个点，该点位于正中线处，距第 1 个点上方 1~2cm。皮下注射，剂量为 2U。这 4 个注射点围成 1 个近似菱形的范围。

(6) 皱眉肌收缩时，如观察到在两侧眉中部上方的皱眉肌止点处出现较明显的皮肤凹陷，这是由于表浅的皱眉肌牵拉皮肤所致，可在该凹陷处进行皮内注射，剂量为

0.5U，可以改善皮肤牵拉，加强治疗效果。注意注射浅表，避免注射点过低或容量过大使药物扩散到上睑提肌。还要避免注射点过高，影响额肌功能而引起眉下垂。

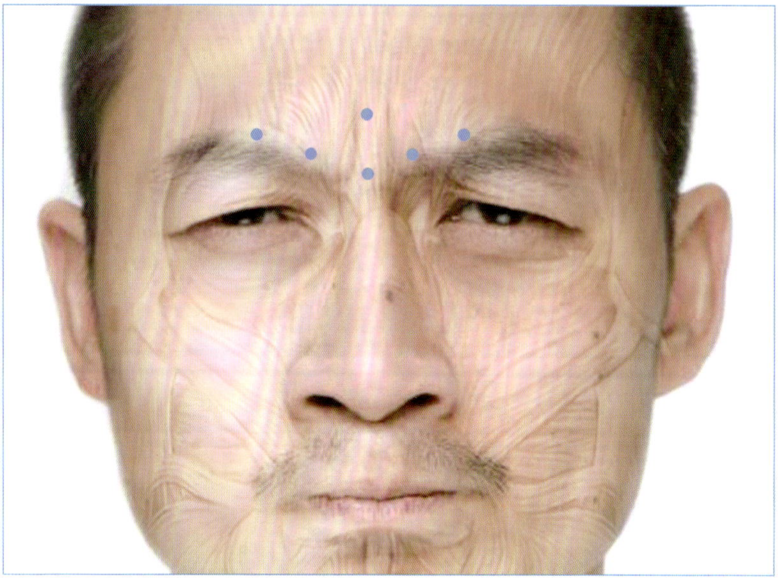

图 3.3.4 眉间纹肉毒毒素注射位点

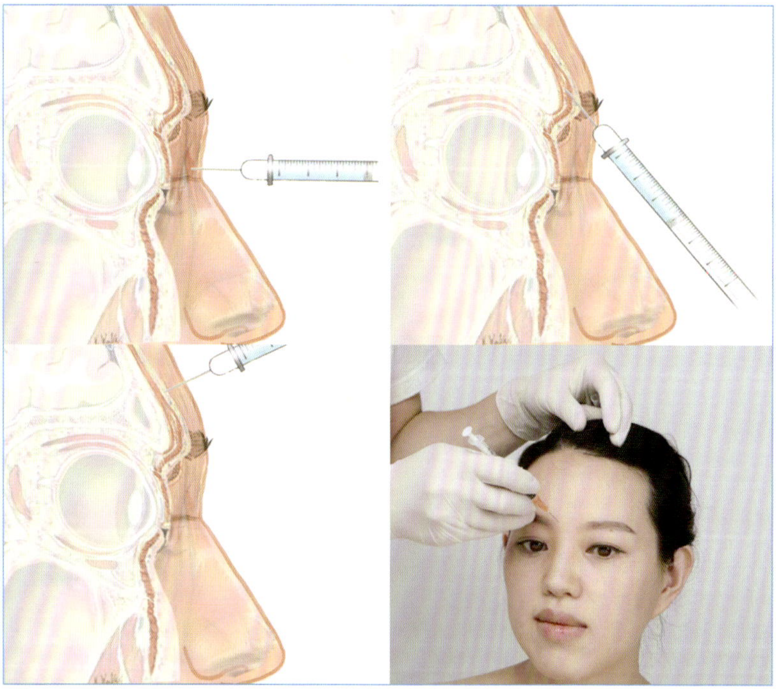

图 3.3.5 眉间纹肉毒毒素注射示意图

Part 6 并发症

（1）上睑下垂：注射点过低、注射层次过深、注射容积过大都可能使肉毒毒素扩散到上睑提肌，引起上睑提肌肌力减弱，出现上睑下垂、睁眼困难（图 3.3.6）。重要的是预防。一旦出现上睑下垂，可以用兴奋交感神经的滴眼液，如萘甲唑啉类滴眼液等，通过加强上睑 muller 氏肌的收缩而上提眼睑，暂时性地改善上睑下垂的症状。但滴眼液兴奋 muller 氏肌的效果仅可维持 2~3h，只能作为应急手段使用，最终恢复还是需要等待肉毒毒素的作用消失。

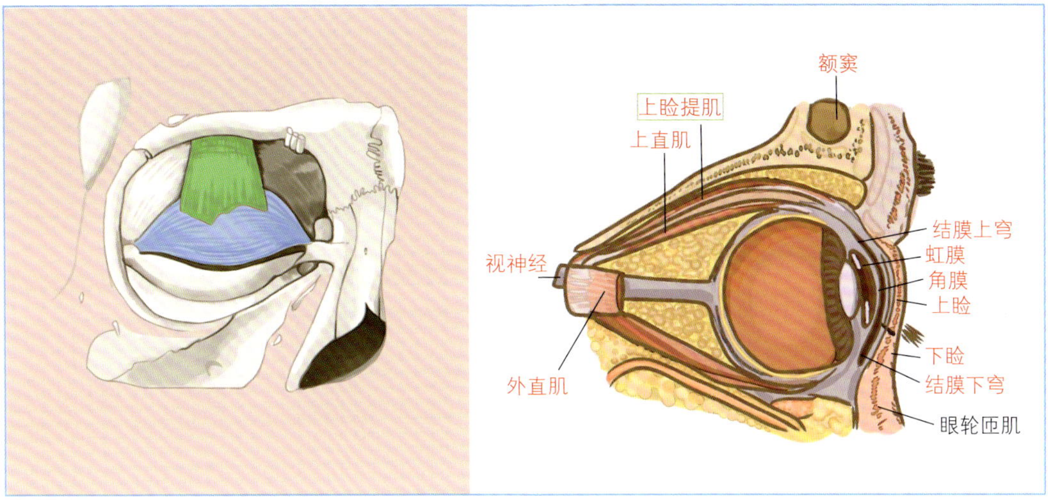

图 3.3.6 上睑提肌解剖示意图

（2）眉下垂：在位于眉中点上方的皱眉肌止点处注射时，如注射点位置过高，可能会影响额肌功能而引起眉下垂。解决办法详见“眉形调整注射”一章。

（3）表情僵硬：过量注射导致。初次注射时，可适当减少注射剂量，宁少勿多，根据药物的反应情况逐渐调整剂量。

第四章 鱼尾纹注射（Crow’s Feet）

Part 1 概述

人们在笑或者用力闭眼的时候，会在外侧眼角出现放射状的皮肤褶皱，称为鱼尾纹，又称鸡爪纹，会使容貌显得苍老。通常在表情平静后就会消失，但随着年龄的增长，皮肤弹性的下降，鱼尾纹会加深，范围也会扩大，甚至在表情静止的状态下都会存在(图 3.4.1)。

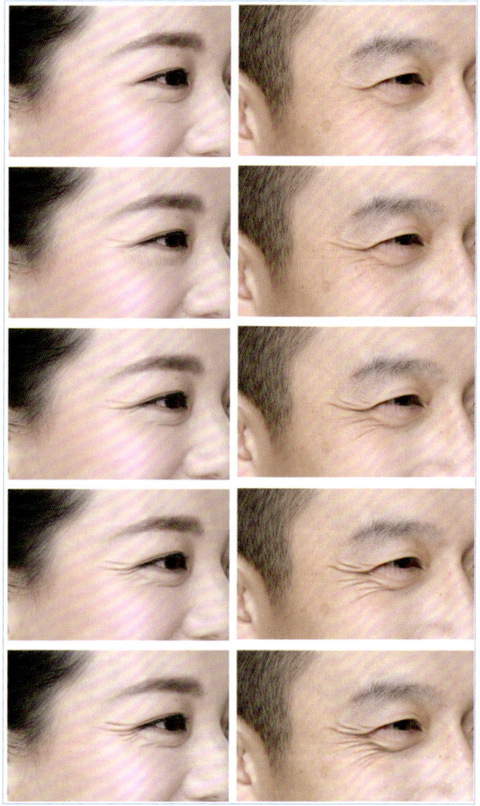

图 3.4.1 不同程度的鱼尾纹

Part 2 解剖基础

眼轮匝肌（Orbicularis Oculi Muscle）：为表浅的椭圆形扁肌，分布在围绕睑裂的皮下，其深面是睑板、眶隔和脂肪等结构。眼轮匝肌分为眶部和睑部两部分，其内上方覆盖皱眉肌，上方与额肌纤维交错，外上方可覆盖颞浅筋膜前部，外下方可覆盖部分咬肌起始部，下方覆盖颧大肌、颧小肌、上唇提肌等中面部表情肌的起始部，其面积远远超出眼睑的范围（图 3.4.2）。

（1）眶部：位于外圈。

起点：起自眶内上缘内眦韧带、上颌骨额突及眶内下缘，大致环绕眶缘环形走向。

止点：止于内眦韧带及邻近骨面，部分止于眉弓部皮肤，还有部分止于颞部及颊部皮肤。

（2）睑部：位于内圈。

起点：起自内眦韧带及邻近骨面，分别沿上、下睑缘，弧形向外走行。

止点：止于外眦韧带。

功能：眼轮匝肌是一个环形的括约肌，收缩时带动睑裂周围的皮肤向中间聚拢，紧闭睑裂，对眼球起保护作用。做眨眼动作的时候还可以使眼泪润滑角膜和巩膜，起湿润作用。在眉部，眼轮匝肌与额肌拮抗，下拉眉毛。颊部的眼轮匝肌则可以上提颊部皮肤。外侧和内侧的肌纤维收缩而产生放射状的动态皱纹，一般外侧较内侧明显。

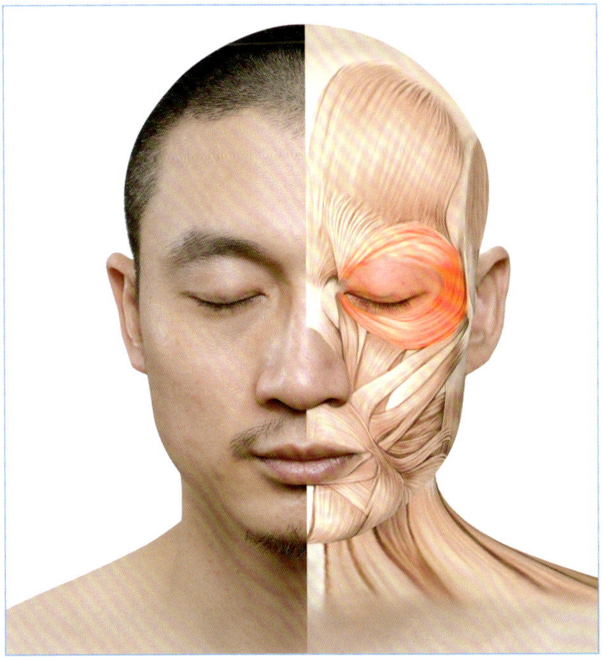

图 3.4.2 眼轮匝肌解剖示意图

Part 3 适应证

(1) 鱼尾纹。

(2) 下睑眼轮匝肌条索。

(3) 小睑裂。

(4) 眼睑痉挛。

Part 4 注射前评估

在求美者面部无表情的放松状态下观察是否有静态的鱼尾纹及深浅程度，然后嘱其大笑或用力闭眼，观察动态下鱼尾纹的分布范围和深浅程度（图 3.4.3）。

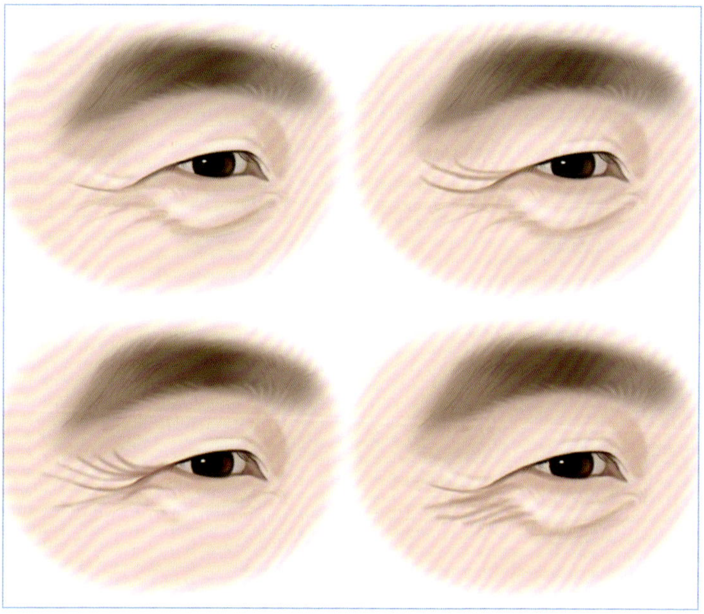

图 3.4.3 不同程度鱼尾纹的评估

Part 5 注射技巧

(1) 用 1mL 生理盐水稀释 100U 的肉毒毒素。

(2) 使用 1mL 注射器配以 30G 针头注射。

(3) 平行于外眦向外 1cm 处，标记第 1 个注射点。根据鱼尾纹的分布范围，向外、向下标记其他的注射点，各注射点之间间隔 1cm 相互错开（图 3.4.4）。内眦部如果有明显皱纹，也可注射 1 个点，但有可能因为内外侧肌肉的松弛，使得眼轮匝肌对眶隔脂肪的束缚力量下降，导致眼袋的出现。

(4) 避开可见血管，斜向皮面进针，于皮下表浅部位注射，每个点注射 1U。

（5）外侧眉毛下方如果有鱼尾纹，注射时减少剂量，并尽量注射在距离眉毛 1cm 以外，避免引起外侧眉毛的上挑。

（6）注射点分布要根据鱼尾纹的差异而变化，不能一概而论。如果求美者的鱼尾纹范围大，可进行更多点的注射，反之，如果鱼尾纹范围小，则应减少注射点。

（7）避免注射过深，以免药物进入眶内，作用于外直肌，引起斜视。外下方的注射点不能低于颧骨下缘，否则有可能使药物扩散到颧大肌等中面部表情肌，引起面容僵硬和两侧表情的不对称。

（8）一般下睑的注射点应位于瞳孔外侧缘垂直线的外侧。对于下睑下方的细小皱纹，可以在瞳孔中线下方，距下睑缘约 2mm 处皮下注射 0.5U 肉毒毒素（图 3.4.5）。注射剂量要小，位置不可太靠下，否则会导致眼袋的出现。该点的注射还可以松解该部位眼轮匝肌的肌力，使睑裂在垂直方向有一定程度的增大。

（9）部分求美者靠近睑缘的眼轮匝肌睑板前部分比较肥厚，可以在下睑缘下方形成鼓起的条索，俗称为“卧蚕”，在微笑时会更加明显。适当的肥厚会使眼睛的形态更加生动。但过于肥厚则会给人臃肿、疲惫的感觉，近似于眼袋表现出的老态。可以在距下睑缘约 2mm 处的睑板前方，根据条索长度设计 1~2 个注射点，每点皮下注射 0.5U，肥厚的肌肉松弛后，外形会变得平坦。注意小剂量尝试，效果不明显时可追加。

（10）部分人群会出现不明原因的、不自主的面神经支配区肌肉的痉挛和抽搐，给患者精神和身体带来极大的痛苦。对于眼轮匝肌的痉挛，可以在肌肉痉挛区域间隔 1cm 皮下表浅注射 1U 肉毒毒素，病情可以得到有效缓解。

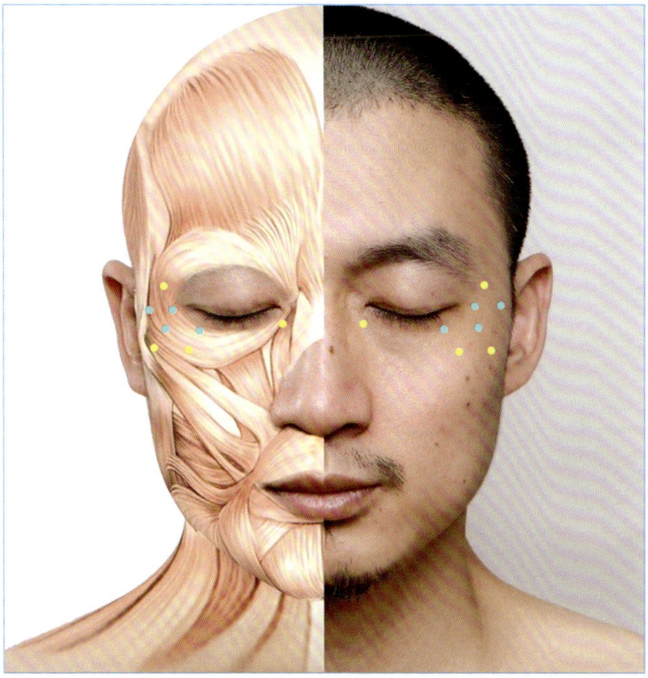

图 3.4.4 鱼尾纹肉毒毒素注射位点

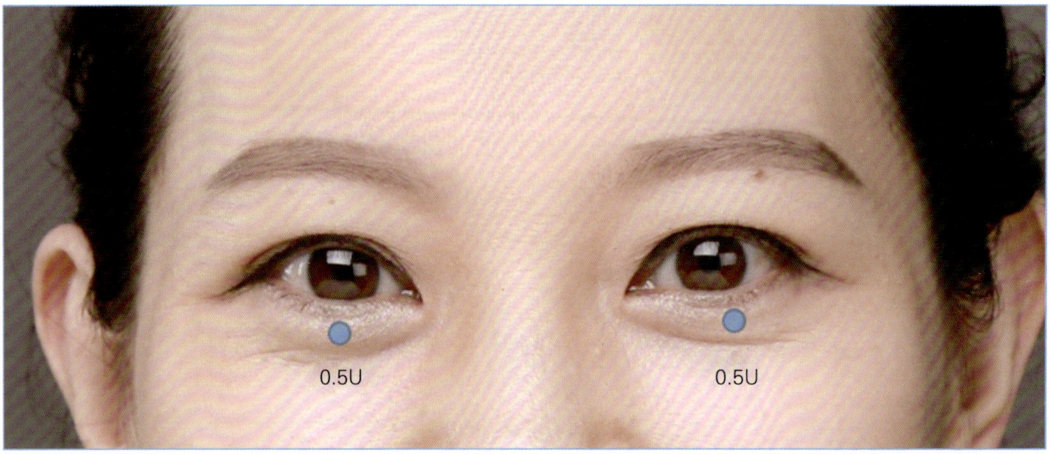

图 3.4.5 下睑细皱纹肉毒毒素注射位点

Part 6 并发症

（1）笑容僵硬、不自然：注射剂量过大、范围过广、肌肉松弛过度或引起周围其他肌肉松弛所致。注射到颧骨下缘下方的中面部时，会引起相关表情肌的松弛，导致中面部僵硬、不对称。必须强调个性化注射，剂量和注射点要因人而异。

（2）吊梢眉：用肉毒毒素注射外侧眉毛下方的鱼尾纹后，该处的眼轮匝肌发生松弛，外侧眉毛上方的额肌失去眼轮匝肌的拮抗力量，从而牵拉外侧眉毛向上。可以在上吊的外侧眉毛上方 2cm 以上的额肌补充注射 2~4U 肉毒毒素，可以有效地恢复眉毛的正常形态。如调整效果不满意可以在靠近眉毛 2cm 以内的位置追加注射点。

（3）下睑内侧出现皱纹或加重：注射肉毒毒素后下睑外侧部的眼轮匝肌松弛，内侧肌纤维没有注射而失去外侧部肌纤维的拮抗，收缩更为明显，就会导致内侧的皱纹加重。可以在内侧皱纹处补充注射 0.5~1.0U，就可以缓解皱纹。注射剂量要小，要避免眼轮匝肌松弛后眼袋的出现。

（4）眼袋出现或加重：眼轮匝肌位于下睑眶隔的浅面，对眶隔内脂肪起支持作用，眼轮匝肌松弛后，支持力量下降，对眶内脂肪的束缚减弱，眶内脂肪向表浅凸出，就出现或加重眼袋。在下睑正下方注射肉毒毒素时，需特别注意剂量宁少勿多。

第五章 眉形调整注射（Eyebrow Adjustment）

Part 1 概述

眉毛是五官之一，位于上睑与额部的分界处。眉毛的外形对容貌有十分重要的影响。男性与女性眉毛的形状和位置是不同的。根据普遍的审美，女性的眉毛形状较细长，位置高于眶上缘，呈外侧部分稍上挑的拱形，显得细致、秀气（图 3.5.1）。而男性眉毛位于眶上缘或低于眶缘，外形则较宽并且保持水平的位置，毛发也较密集，因此常用“浓眉大眼”来描述男子气概。

部分求美者会有先天性的眉形异常，比如“八字眉”“吊梢眉”等或者随着年龄的增长，中外侧部分眉毛随着皮肤的松弛发生下垂，呈现出衰老、哀伤、可怜、疲惫的面容。

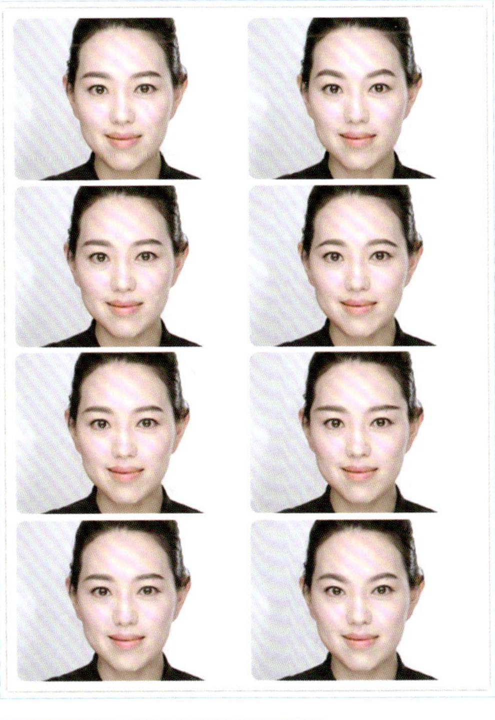

图 3.5.1 女性的不同眉形

Part 2 解剖基础

眉毛的形状和位置是由多块表情肌协同作用而决定的，是多块肌肉力量拮抗平衡的结果（图 3.5.2），这些肌肉包括额肌、皱眉肌、降眉肌、降眉间肌和眼轮匝肌。其中，额肌是唯一牵拉眉毛向上移动的肌肉，眉上缘上方 2cm 以内的额肌对眉形的影响最大。其余肌肉的收缩都是向下牵拉眉毛。皱眉肌、降眉肌和降眉间肌牵拉内侧部的眉毛向下，而眼轮匝肌向下牵拉整条眉毛，但如果细分的话，内侧部眼轮匝肌降低内侧部眉毛，外侧部分眼轮匝肌降低外侧部的眉毛。通过调整这些肌肉的力量，利用各块肌肉之间的拮抗关系，可以对眉形进行调整。

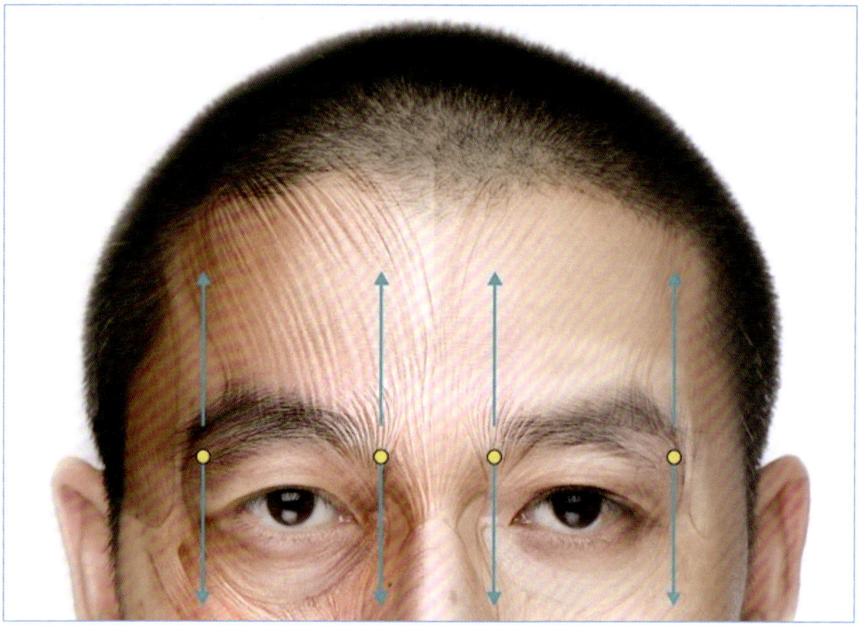

图 3.5.2 眉形是周围肌肉拮抗平衡的结果

Part 3 适应证

（1）眉下垂。

（2）吊梢眉。

（3）眉形不对称。

（4）眉形异常。

Part 4 注射前评估

观察静态及动态各种表情下眉毛的形态，注意左右是否对称。眉形调整可调整静态或动态情况下的眉形。

Part 5 注射技巧

（1）用 1mL 生理盐水稀释 100U 的肉毒毒素。

（2）使用 1mL 的注射器配以 30G 针头注射。

（3）眉外侧提升：在眉毛外侧 1/3 处下方、眶上缘上方皮下浅层注射 1 个点，剂量为 1U，通过松弛该处的眼轮匝肌达到提眉的效果；也可采用额肌注射的方法：在两侧角膜外缘垂直线之间的中部额肌注射肉毒毒素，注射的位点和剂量详见“额纹注射”一章。垂直线外侧的额肌不注射。中间部分注射的额肌发生松弛，但外侧额肌肌力未受影响，甚至代偿性地使肌力增加，从而将外侧眉向上提升。

（4）眉梢提升：眉梢边缘下方的皮下浅层注射 1 个点，剂量为 1U。通过松弛该处的眼轮匝肌达到眉梢提升的效果。

（5）眉内侧提升：于眉头处皮下浅层注射 1U，该点注射是使眼轮匝肌松弛；此外还可对皱眉肌、降眉肌、降眉间肌进行注射，这些肌肉收缩时向内下方牵拉眉头，松弛后眉内侧可以得到提升，注射方法详见“眉间纹注射”一章。

（6）全眉提升：在整条眉毛下缘进行皮下浅层注射，每间隔 1cm 注射 1 个点，眉头至眉尾共 4~5 个点，每点注射 1U。

（7）眉内侧降低：眉内侧 1/3 上方 2cm 以内范围内的额肌注射，可以使该部分额肌松弛，使内侧眉降低。

（8）眉外侧降低：眉外侧 1/3 上方 2cm 以内范围内的额肌注射，可以使该部分额肌松弛，使外侧眉降低。

（9）根据眉形的具体情况，选择位点进行个性化的注射，调整眉形至满意。注意宁少勿多，宁浅勿深（图 3.5.3）。

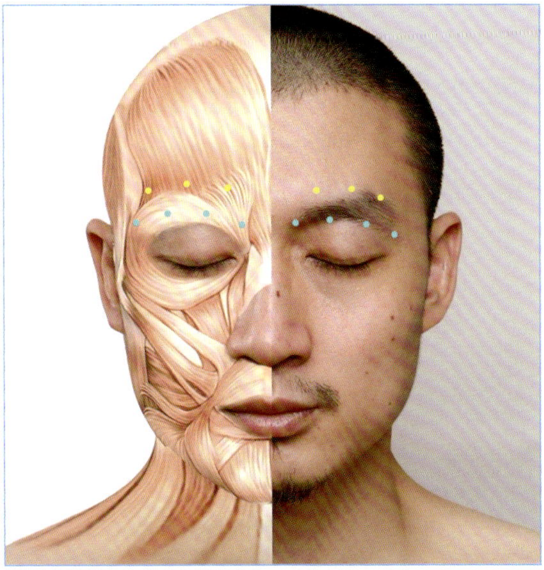

图 3.5.3 眉形调整肉毒毒素的注射位点

Part 6　并发症

（1）眉形不对称：双侧眉形调整时，左右注射位点不对称或者剂量不一致，导致左右两侧眉毛周围肌肉的平衡状态不一致，眉形就会表现出差异。单侧眉形调整时，注射位点和剂量无法与对侧进行参照，可能无法一次调整满意。出现不对称后，可根据眉外形的具体情况再次进行注射调整。

（2）上睑下垂：肉毒毒素进入到眼轮匝肌深层的提上睑肌所致，注射时针尖位于皮下进行浅表注射，不可将肉毒毒素注射到眼轮匝肌下的深层。

第六章 鼻背纹注射（Bunny Lines）

Part 1 概述

鼻背纹，又称兔子线（Bunny Lines），是在用力皱眉、眯眼、大笑或耸鼻时出现在鼻背和鼻侧方的斜行皱纹，它是由于鼻肌的收缩而产生的（图 3.6.1）。

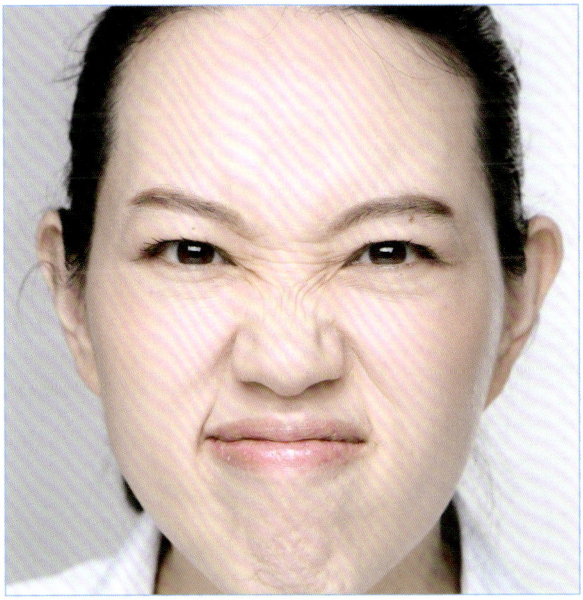

图 3.6.1 鼻背纹

Part 2 解剖基础

鼻肌（Nasalis）为不发达的小肌肉，位于鼻背筋膜的深面，可分为横部（Transverse Part）和翼部（Alar Part）两部分（图 3.6.2）。

（1）横部：为扁平斜行的肌束，位于鼻背中部、鼻翼的上方。肌束左右对称，覆盖于鼻上外侧软骨表面。

起点：起自提上唇鼻翼肌深面的梨状孔外侧、上颌骨切牙窝的外上方，肌纤维向上内走行。

止点：在鼻背中线处与对侧肌纤维以腱膜形式相连。

功能：参与稳定和维持外鼻支架。收缩时缩小内鼻孔，同时牵动鼻前庭缩小，又称鼻孔收缩肌或压鼻孔肌，是产生鼻背纹的肌肉。

(2) 翼部：扁平的小肌肉，位于鼻肌横部的下方。

起点：起自横部内侧的上颌骨，行向外上方。

止点：止于大翼软骨的外侧面鼻翼的皮肤。

功能：牵引鼻翼外展，开大鼻孔，又称鼻孔开大肌。

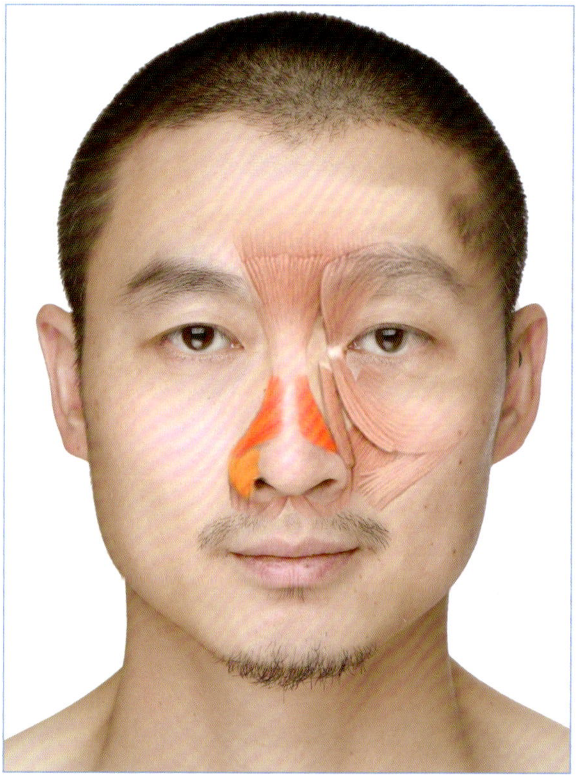

图 3.6.2 鼻肌解剖示意图

Part 3 适应证

(1) 鼻背纹。

(2) 鼻孔过大。

Part 4 注射前评估

嘱求美者做大笑、用力闭眼或耸鼻等动作，观察鼻背纹产生的位置、范围和深浅程度。

Part 5 注射技巧

（1）用 1mL 生理盐水稀释 100U 的肉毒毒素。

（2）使用 1mL 注射器配以 30G 针头注射。

（3）鼻背纹的注射比较简单，只注射在鼻肌的横部。

（4）嘱求美者做引起鼻背纹的表情，观察明确后嘱其放松。避开可见的血管，于鼻背皱纹的中心处稍斜行进针。鼻背皮下软组织菲薄，进针到皮下即可，左右对称注射 1 个点，每点 1~2U（图 3.6.3）。

（5）鼻背纹的注射点位于鼻背，避免注射到两侧的提上唇鼻翼肌。

（6）对于鼻孔过大的求美者，可以在两侧鼻翼外侧面处皮下注射肉毒毒素予以改善。左右两侧各注射 1 个点，每点 1U。

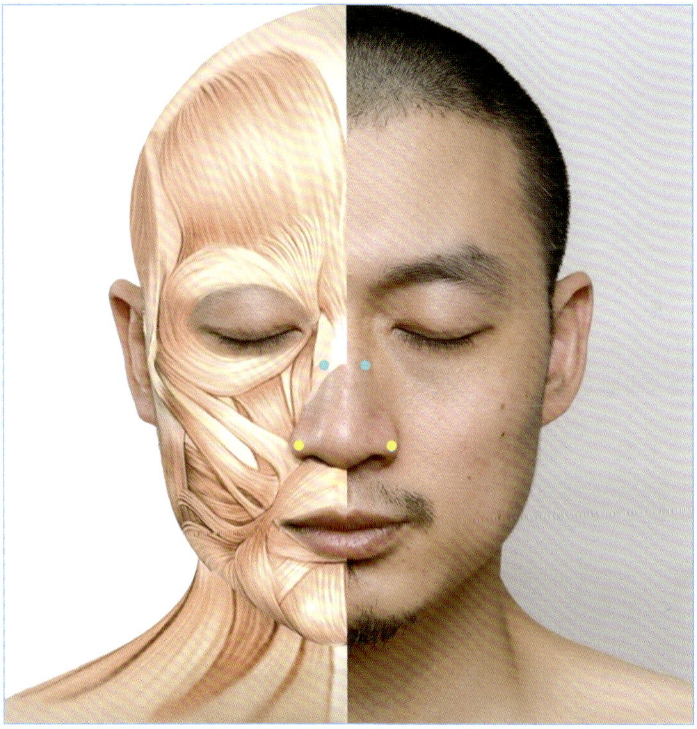

图 3.6.3 鼻肌肉毒毒素注射位点

Part 6 并发症

上唇下垂：肉毒毒素扩散到两侧的提上唇鼻翼肌或者上唇提肌所致。注意注射的位点及剂量。

第七章 鼻尖下垂注射（Drooping Nasal Tip）

Part 1 概述

符合东方美学标准的鼻尖位置应在鼻背延长线上或高于鼻背延长线，使鼻尖呈现出上翘的动态美。此外，鼻小柱与上唇的交角应在 90°~95° 之间。部分人群的鼻尖位置低于鼻背延长线，或鼻唇角 < 90°，或鼻小柱较短，在侧面观时，鼻尖呈现向下、向后牵拉的形态，不够美观（图 3.7.1）。除了用手术的方法予以改善之外，对牵拉鼻尖向下的降鼻中隔肌注射肉毒毒素，也能达到一定的改善效果。

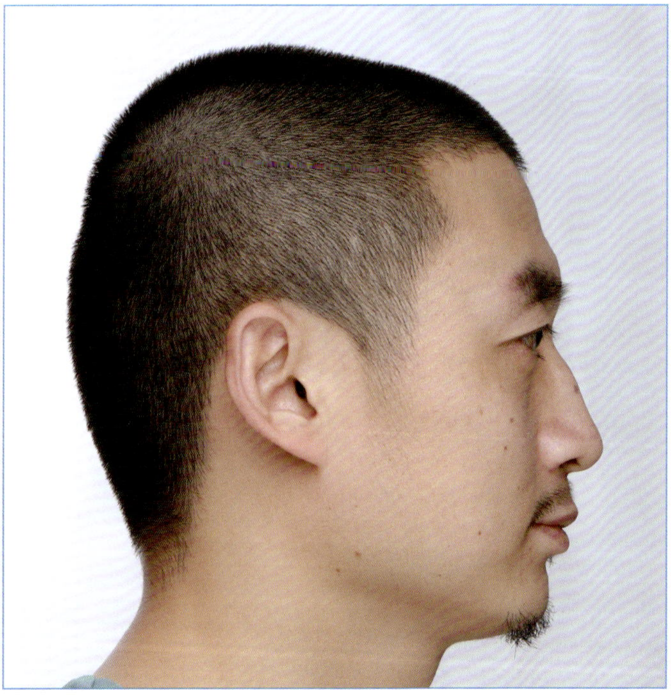

图 3.7.1 鼻尖下垂

Part 2 解剖基础

降鼻中隔肌（Depressor Septi Nasi Muscle）位于上唇口轮匝肌及鼻小柱下方软组织的深面（图 3.7.2）。

起点：左右对称，起自上颌骨中切牙上方的切牙窝内侧和前鼻棘旁，向上、向前走行，与上唇上半段的口轮匝肌纤维交织。

止点：穿过口轮匝肌后止于鼻中隔软骨的下方、大翼软骨的内侧角、鼻小柱与上唇交界部的皮肤。

功能：牵拉鼻中隔和鼻尖下降，参与静态或动态时的鼻尖下拉。

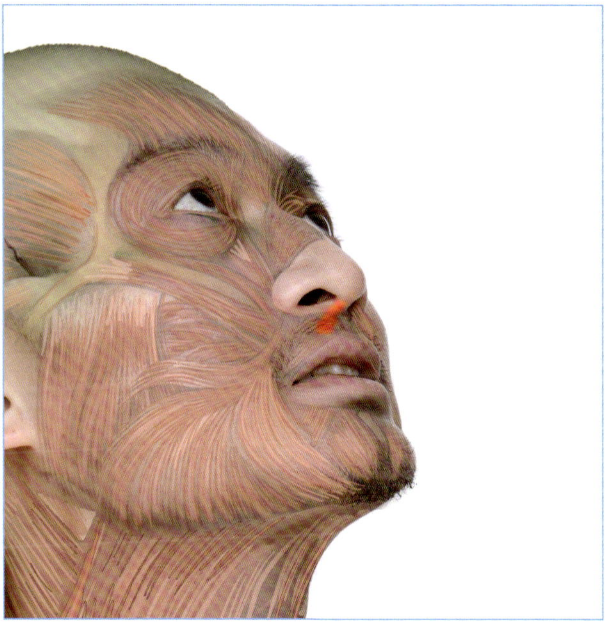

图 3.7.2 降鼻中隔肌解剖示意图

Part 3 适应证

鼻尖下垂、后缩。

Part 4 注射前评估

观察鼻尖的位置，是否为下垂与后缩的形态。

Part 5 注射技巧

（1）用 1mL 生理盐水稀释 100U 的肉毒毒素。

（2）使用 1mL 注射器配以 30G 针头注射。

（3）注射点位于鼻小柱与上唇的交界处。针头与鼻唇角的角平分线处约成 45° 方向刺入皮肤，进针约 1cm，注射 1~2U（图 3.7.3、图 3.7.4）。

(4) 从小剂量开始，效果不明显时可追加注射，但应注意，鼻尖下垂除了鼻中隔肌的牵拉之外，还与皮肤弹性、鼻小柱长度等因素有关。

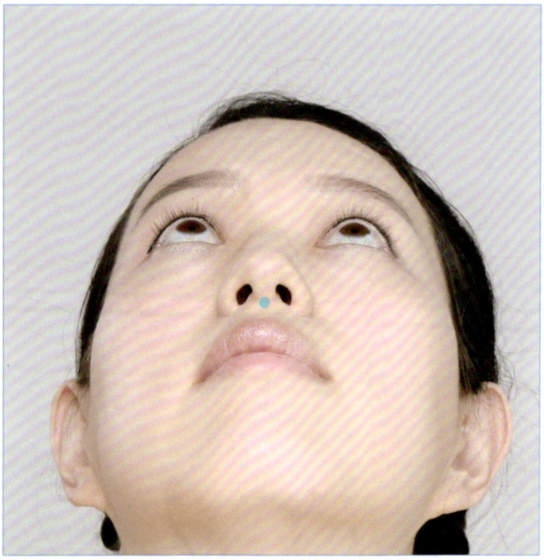

图 3.7.3 降鼻中隔肌肉毒毒素注射位点

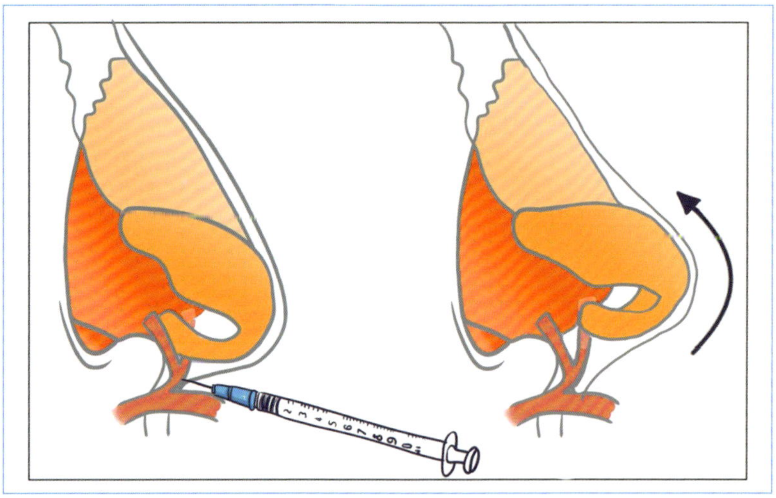

图 3.7.4 降鼻中隔肌肉毒毒素注射示意图

Part 6 并发症

口唇功能影响：口唇闭合不全，发音、吮吸、进食受到影响等。注射剂量过大或位置靠近口轮匝肌，影响到口轮匝肌的功能。注意注射的角度，并坚持宁少勿多的注射原则。

第八章　露龈笑（Gummy Smile）

Part 1　概述

人们在开怀大笑时，一般仅会露出约 2/3 部分的牙齿，使笑容更加亲切和可爱，但有部分人会露出肉色的牙龈，给人不雅的感觉，破坏了面部的美观与和谐，这种露出牙龈的笑容就称为露龈笑（图 3.8.1）。在另外一部分上唇人中过短或者唇红过薄的人群中，即使不笑的时候也会微微露出部分牙齿，在上下唇之间形成空隙。这些临床表现都可以通过注射提上唇的肌肉予以改变，其中重要的一个肌肉就是提上唇鼻翼肌。

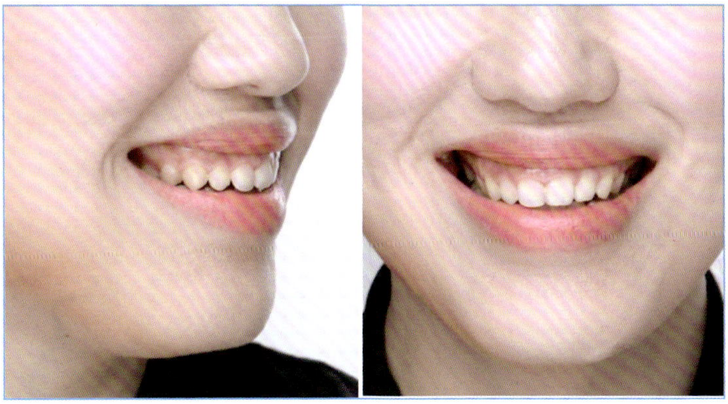

图 3.8.1　露龈笑

Part 2　解剖基础

提上唇鼻翼肌（Levator Labii Superioris Alaequenasi Muscle）位于鼻两侧的皮下浅层，是形成露龈笑的主要肌肉（图 3.8.2）。

起点：起自双侧上颌骨喙突上方及眶下缘，在鼻肌横部的两侧向外下斜行并逐渐分为内侧束和外侧束两束。

止点：两束分别止于两侧的鼻翼及上唇。

功能：内侧束收缩使鼻孔开大，外侧束收缩可上拉或翻转上唇。

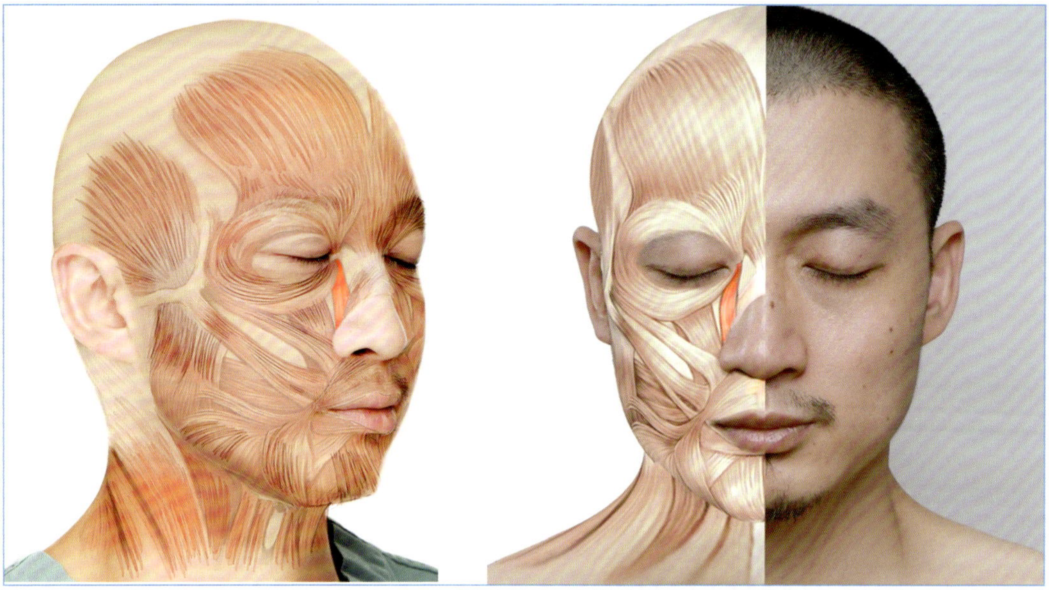

图 3.8.2 提上唇鼻翼肌解剖示意图

Part 3 适应证

（1）露龈笑。

（2）鼻唇沟。

Part 4 注射前评估

观察求美者在不笑的静态下是否有切牙露出。然后嘱求美者做不同程度的笑，观察其牙齿及牙龈露出的程度。

Part 5 注射技巧

（1）用 1mL 生理盐水稀释 100U 的肉毒毒素。

（2）使用 1mL 注射器配以 30G 针头注射。

（3）对于轻度的露龈笑，可嘱求美者做微笑表情，然后于鼻唇沟上方与鼻面沟交界的皮肤凸起处垂直进针，皮下注射 1 个点，剂量为 1U。该处是在提上唇鼻翼肌起点上方，也可用手指捏起该处皮肤后进行注射（图 3.8.3）。

（4）中度的露龈笑除了在上述提上唇鼻翼肌起点下方处注射外，还可于鼻翼旁皮下增加 1 个注射点，剂量为 1U。该处皮下约为提上唇鼻翼肌的中点，也靠近上唇提肌的下段，可减弱上唇提肌的肌力，加强效果。

（5）重度的露龈笑，除了上述 2 个注射点外，还可在鼻翼外下方上唇提肌群止点处注射 1 个点，剂量 1U，可进一步降低上唇提肌群的肌力，但也有可能引起上唇的不对称。

(6) 由于提上唇鼻翼肌和上唇提肌的止点在鼻唇沟内侧，收缩时有加深鼻唇沟的作用，因此进行露龈笑的注射后，也可改善鼻唇沟的凹陷程度。

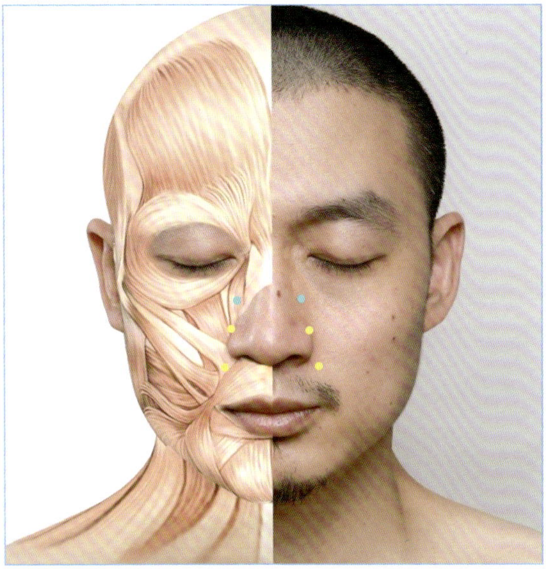

图 3.8.3 露龈笑肉毒毒素注射位点

Part 6 并发症

(1) 露龈笑改善不满意：注射剂量不够，可以在各注射点补充注射。

(2) 上唇不对称：在上唇附近的注射可能会影响上唇外形，分为静态下的上唇不对称和微笑时嘴唇及口角的不对称。分析具体情况后予以等待或者微调处理，补充注射肉毒毒素到肌张力过大的一侧相关肌肉。

(3) 表情不对称：是由于肉毒毒素扩散到注射点周围的表情肌所致，导致包括上唇在内的更大范围面部表情不对称。因此，在注射时，需要注意小剂量、高浓度、低容量精确注射。

第九章 唇纹注射（Smoker’s Lines）

Part 1 概述

唇纹，又称口周纹、吸烟者纹，是围绕口周的放射状细小皱纹，在噘嘴、吮吸等情况下出现。它是环形的口轮匝肌收缩时产生的垂直于口轮匝肌纤维方向的皱纹。随着皮肤的老化，皮肤弹性的缺失，年老者在不做噘嘴等动作的静态情况下也可出现唇纹，动态时则变得更深、更密（图 3.9.1、图 3.9.2）。唇纹的出现使面容显得衰老，可以通过对口轮匝肌注射肉毒毒素来缓解。

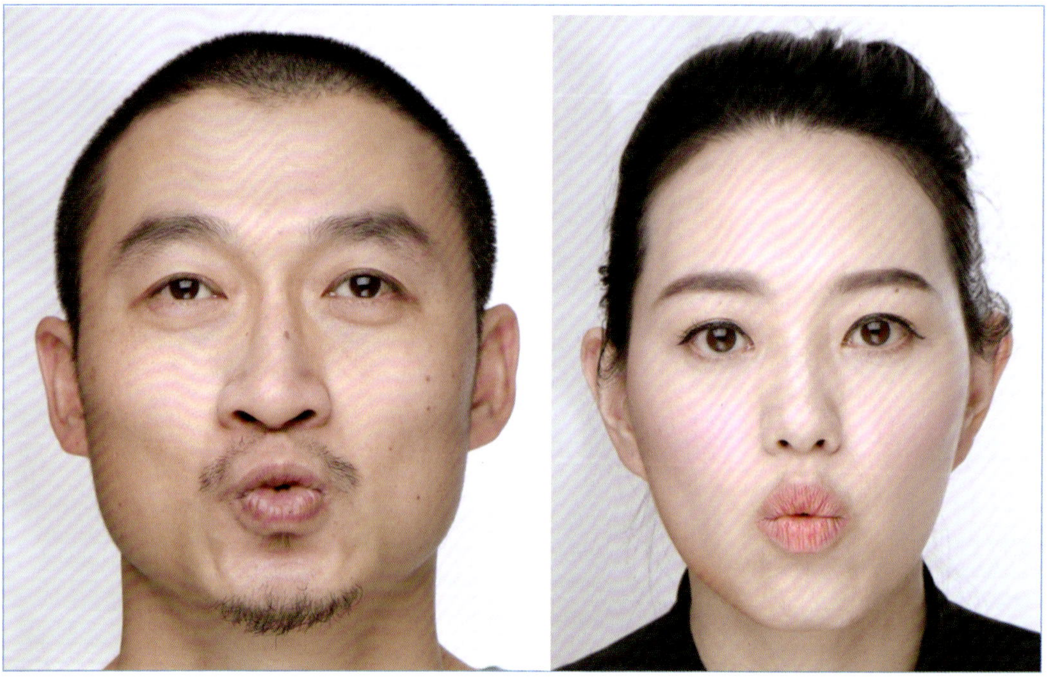

图 3.9.1 唇纹

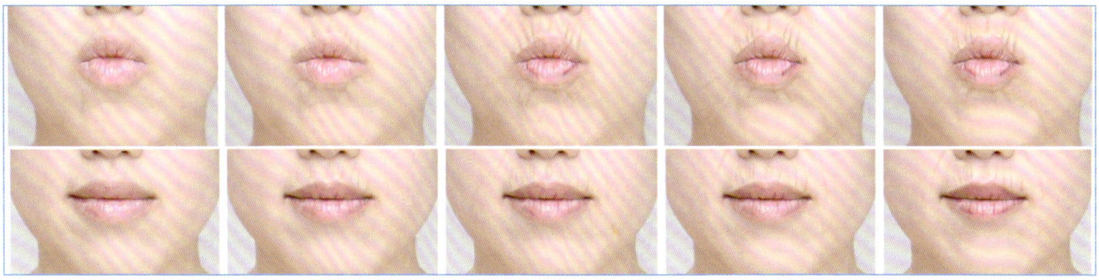

图 3.9.2 不同程度的唇纹

Part 2 解剖基础

口轮匝肌（Orbicularis Oris Muscle）是围绕口裂的环形肌，分布在上下唇的皮下，可分为浅、中、深 3 层，无明确的骨性起止点（图 3.9.3、图 3.9.4）。

浅层为口轮匝肌的固有肌束，起自一侧口角处附近的皮肤和黏膜，止于另一侧口角处的皮肤与黏膜；中层肌束是提口角肌、降口角肌纤维的延续，两束肌纤维在口角处交叉后行向内侧，止于中线附近的皮肤。颧大肌、颧小肌、上唇提肌和降下唇肌等放射状排列的肌纤维均斜行交织于口轮匝肌内；深层主要来源于颊肌，在口角处部分纤维沿上唇行向内侧，部分纤维至下唇也行向内侧，于中线相互移行。

功能：紧闭口裂，使上、下唇与牙齿紧贴。可做噘嘴、吹口哨等动作，协助完成吮吸和发音。形成口周放射状皱纹。

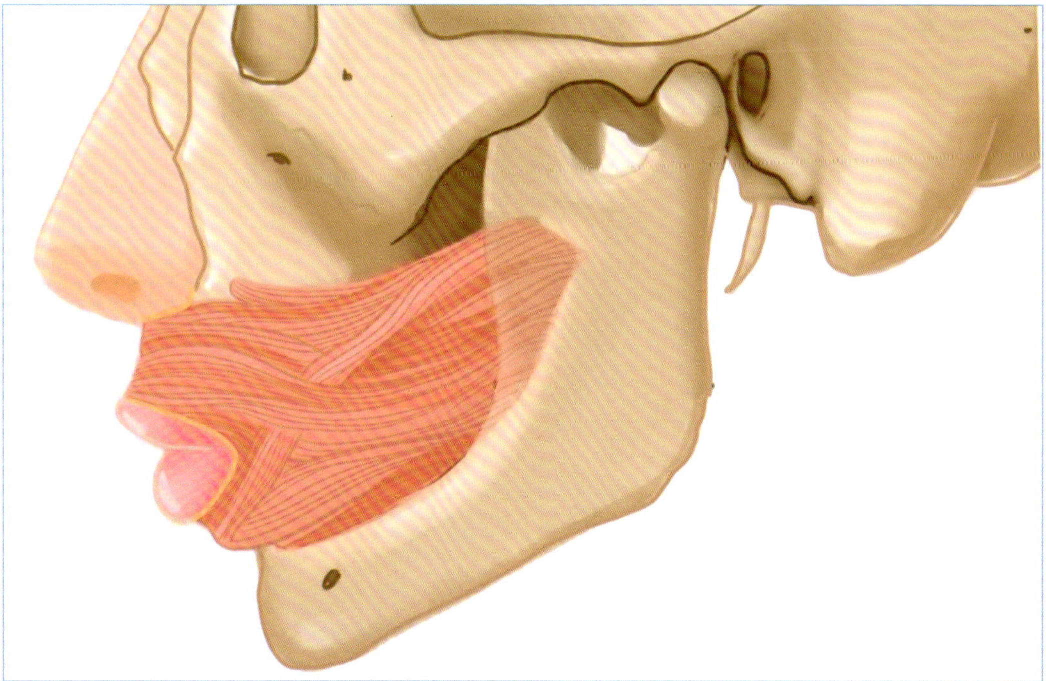

图 3.9.3 口轮匝肌解剖示意图（侧面）

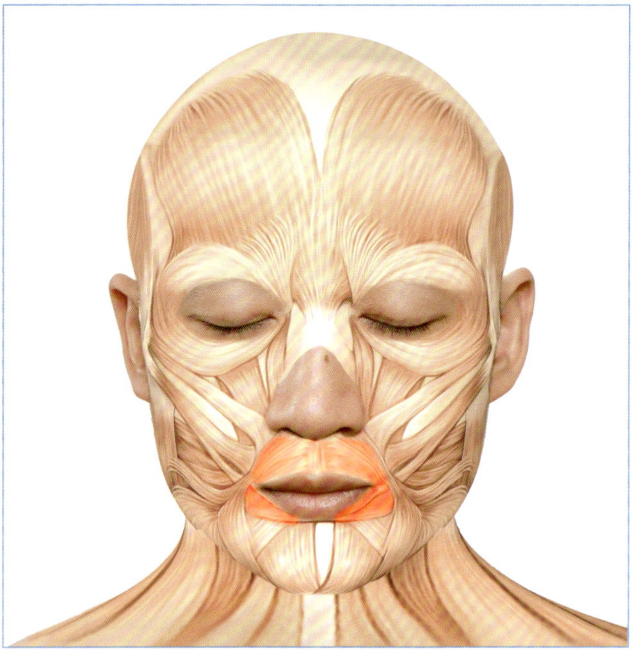

图 3.9.4 口轮匝肌解剖示意图（正面）

Part 3 适应证

唇纹。

Part 4 注射前评估

静态下观察皱纹的范围和程度，然后嘱求美者噘嘴，观察皱纹的变化。对较严重的皱纹，应合并进行皮肤充填剂注射和皮肤磨削等治疗。

Part 5 注射技巧

(1) 用 1mL 生理盐水稀释 100U 的肉毒毒素。

(2) 使用 1mL 注射器配以 30G 针头注射。

(3) 上唇唇纹注射：在红白唇交界线（红线）上方 5mm 的白唇处注射，注射点位于唇峰外侧，应避开人中部，以免造成唇峰的平坦。注射必须表浅，层次为皮内或皮下，通过弥散作用于肌肉。每侧上唇注射 2 个点，2 点间隔 1cm，每点注射剂量为 1U（图 3.9.5）。

(4) 下唇的唇纹一般较上唇轻微，并且集中在中线附近，所以注射点位于红白唇交界线（红线）下方 2~5mm 的中线上及该点两侧 1cm 处。共 3 个注射点，每点注射剂量为 1U。

(5) 避开口角，避免影响口唇功能。

（6）注射时注意左右对称，即位置的对称与剂量的对称。

（7）小剂量、少位点、浅层次注射。

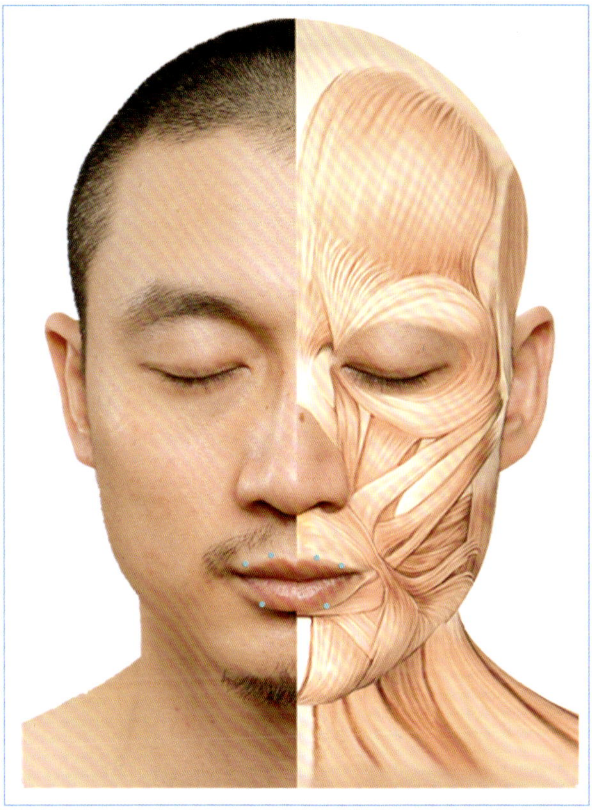

图 3.9.5 唇纹肉毒毒素注射位点

Part 6 并发症

（1）唇峰平坦：注射点过于靠近唇峰所致，注意注射点应位于唇峰外侧。

（2）口角下垂：注射点过于靠近口角，影响口角处的肌肉。注射时应避开口角。

（3）口唇功能影响：口唇闭合不全，发音、吮吸、进食受到影响。是因为注射剂量过大、注射点过深，从而影响口轮匝肌的功能所致。应遵循少量、表浅的原则。对声音工作者（播音员、歌手等）应慎重注射。

（4）唇形不对称：两侧注射不对称所致。分析具体情况后予以等待或者微调处理，补充注射肉毒毒素到肌张力过大一侧的相关肌肉。

第十章 木偶纹注射（Marionette Lines）

Part 1 概述

木偶纹是指口角两侧向下或向外下直到下颌缘的弧形皮肤褶皱，因形似牵线木偶口角的两条裂隙而得名（图 3.10.1、图 3.10.2）。其形成原因主要是降口角肌的收缩及衰老后皮肤软组织的下垂。木偶纹可存在于不做表情的静态下，在微笑或者做咧嘴的表情时可加深，通常会伴随有口角的下垂，使面容看上去哀伤、不满、悲苦、心事重重等。

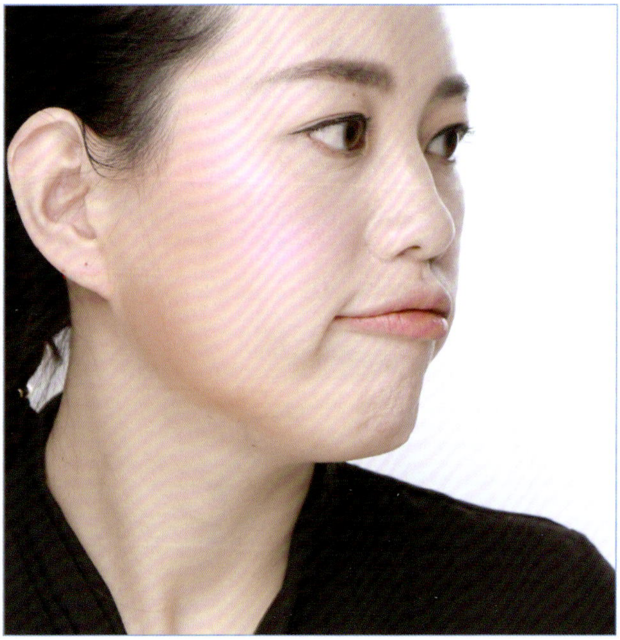

图 3.10.1 木偶纹

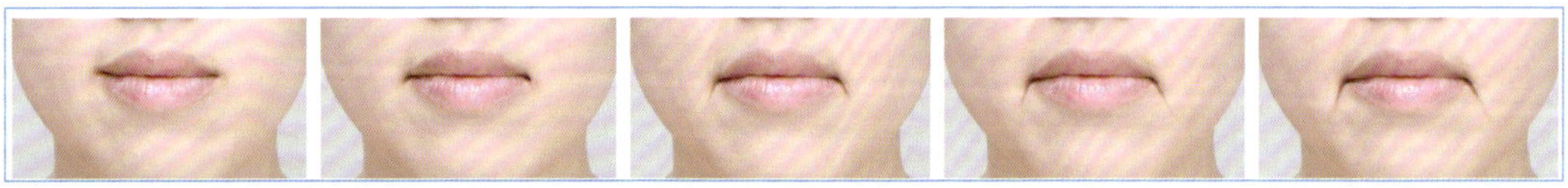

图 3.10.2 不同程度的木偶纹

Part 2 解剖基础

降口角肌（Depressor Anguli Oris Muscle）也叫三角肌（因肌肉形状似三角形），位于口角下方的皮下浅层、降下唇肌外侧部的浅面（图 3.10.3）。

起点：起自颏结节与第一磨牙之间下颌骨体下缘的外侧面，肌纤维斜向内上走行，经颏孔浅面逐渐向口角收拢。

止点：部分肌纤维止于口角的皮肤，部分肌纤维与口轮匝肌上部、笑肌和提口角肌相延续，组成口轮匝肌中层。

功能：降口角肌起到牵拉口角向下的作用，颈阔肌附着于口角处的肌纤维可加强该作用。降口角肌力量过大或长期收缩可造成口角下垂。

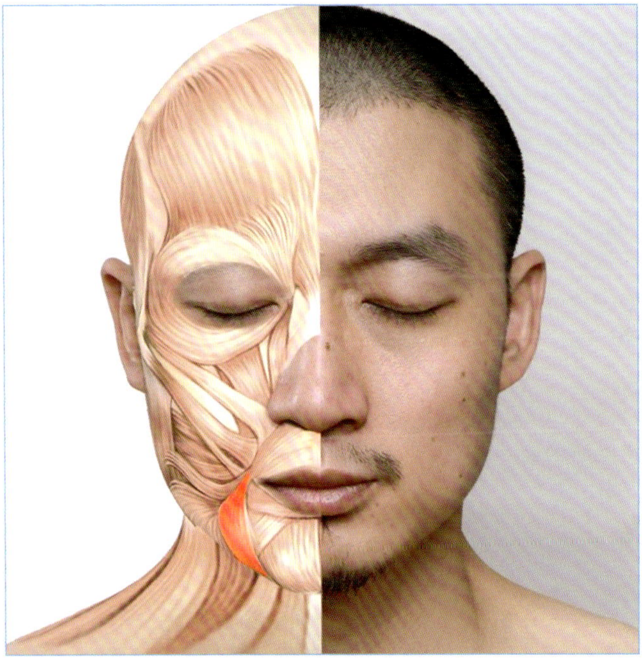

图 3.10.3 降口角肌解剖示意图

Part 3 适应证

（1）木偶纹。

（2）口角下垂。

Part 4 注射前评估

观察静态状态下求美者木偶纹的形态和严重程度，木偶纹外侧皮肤的松弛程度，观察口角位置是否偏下。嘱求美者做咧嘴动作，观察木偶纹的形态改变。

Part 5 注射技巧

（1）用 1mL 生理盐水稀释 100U 的肉毒毒素。

（2）使用 1mL 注射器配以 30G 针头注射。

（3）注射点位于鼻唇沟向下的延长线与下颌缘交界点上方约 1cm 处，斜行进针到皮下，进行皮下浅层的注射，肉毒毒素通过弥散渗透到深层的降口角肌。注射 1 个点，剂量为 1~2U（图 3.10.4）。

（4）注射点位于降口角肌肌腹范围内，只进行单点的注射即可。不可将肉毒毒素注射到口轮匝肌、降下唇肌等周围或深层的肌肉。

（5）两侧对称注射，注射点位置与注射剂量要一致。

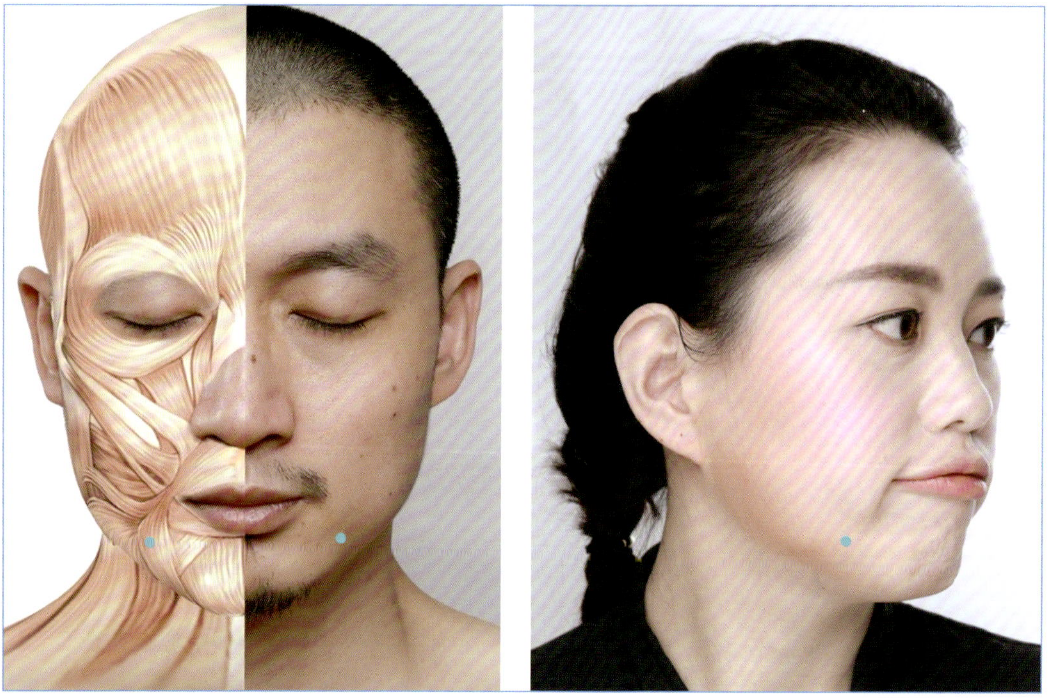

图 3.10.4 木偶纹肉毒毒素注射位点

Part 6 并发症

（1）口角不对称：两侧注射剂量不一致或位置有偏差所致，可在口角偏下的一侧追加注射 0.5~1.0U。

（2）下唇不对称：药物弥散到内上方的口轮匝肌和深层的降下唇肌，引起降下唇肌群肌力的不对称。

第十一章 颏纹注射（Chin Lines）

Part 1 概述

大部分人在用力向上噘嘴时，颏部的皮肤会上提并皱拢在一起，表现出坑坑洼洼、高低不平的外观，好似核桃壳、橘皮或者鹅卵石样，这种表现称为鹅卵石样畸形（Cobblestone Chin）（图 3.11.1）。颏部皮肤的皱缩是由于颏肌收缩、牵拉表面的皮肤及颏部皮肤的老化所导致的，严重者颏部会经常保持在紧缩的状态。颏部皱纹影响美观，并会表现出一种悲伤的情绪。

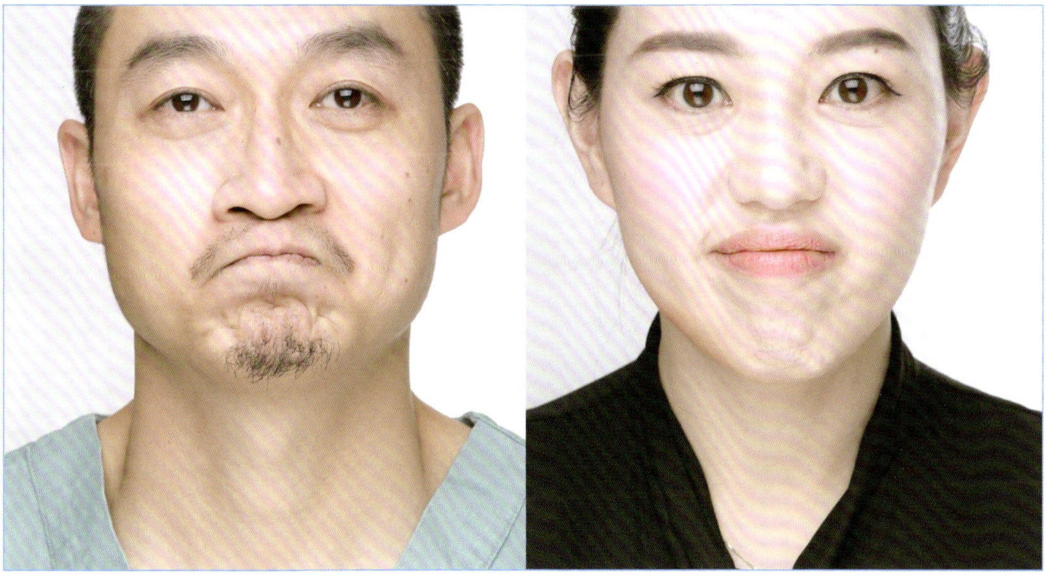

图 3.11.1 颏纹

Part 2 解剖基础

颏肌（Mentalis Muscle）位于颏部中线处颏隆凸的骨面上，它的外侧和浅面是降下唇肌（图 3.11.2、图 3.11.3）。

起点：起于下颌骨前缘中切牙及侧切牙的骨嵴，在下颌骨中线两侧向内下走行，逐渐靠拢并相互交错。

止点：止于颏部的皮肤。

功能：颏肌的起点在上，止点在下，因此收缩时可以上提颏部的皮肤，并使下唇前伸。颏肌松弛后，颏部就会有一定程度的下降，视觉上，颏部会有一定的延长。

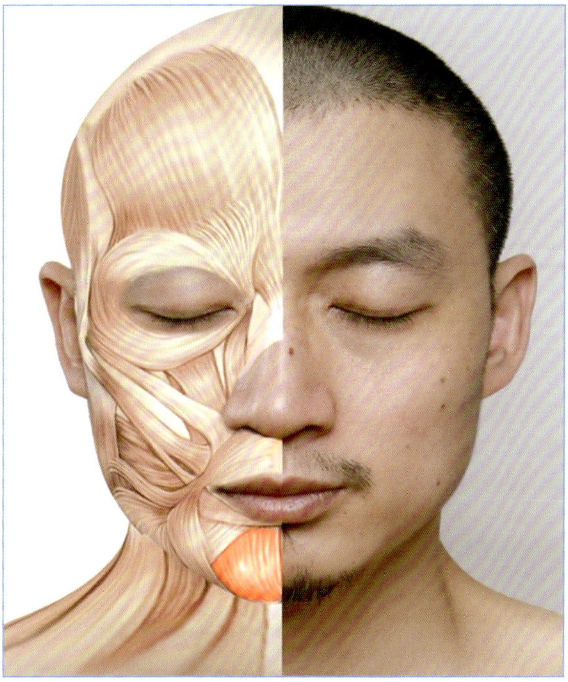

图 3.11.2 颏肌解剖示意图（正面）

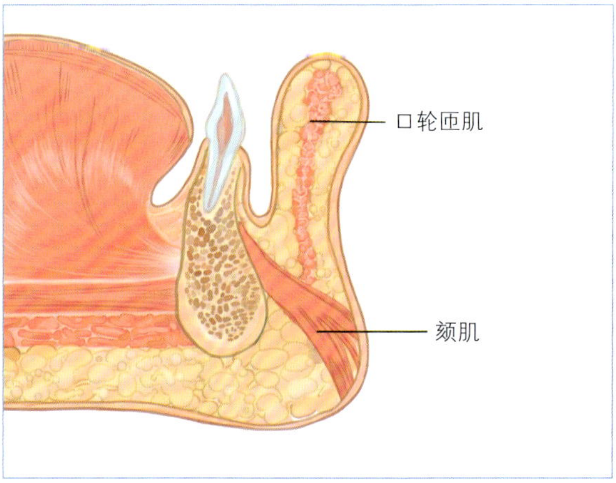

图 3.11.3 颏肌解剖示意图（矢状面）

Part 3 适应证

颏部皱纹。

Part 4 注射前评估

静态下观察是否有颏部皱纹，然后嘱求美者向上用力噘嘴，抬起下巴，观察颏部皮肤皱缩的范围和严重程度。

Part 5 注射技巧

(1) 用 1mL 生理盐水稀释 100U 的肉毒毒素。

(2) 使用 1mL 注射器配以 30G 针头注射。

(3) 在正中线与下颌缘交界处的颏部垂直骨面进针，到达皮下中层，每点注射 6U，只注射 1 个点。或者在下颌缘中点两侧 0.5cm 处的颏部垂直骨面进针，到达皮下中层，每点注射 3U，左右共 2 个注射点（图 3.11.4）。

(4) 颏肌的两侧和浅面是降下唇肌，上部和口轮匝肌相邻，因此注射点不能过高或者靠外侧，以免影响到周围的这些肌肉。颏肌注射的安全区域在下颌缘中线两侧 1cm 与下颌缘上方 2cm 之间的范围。

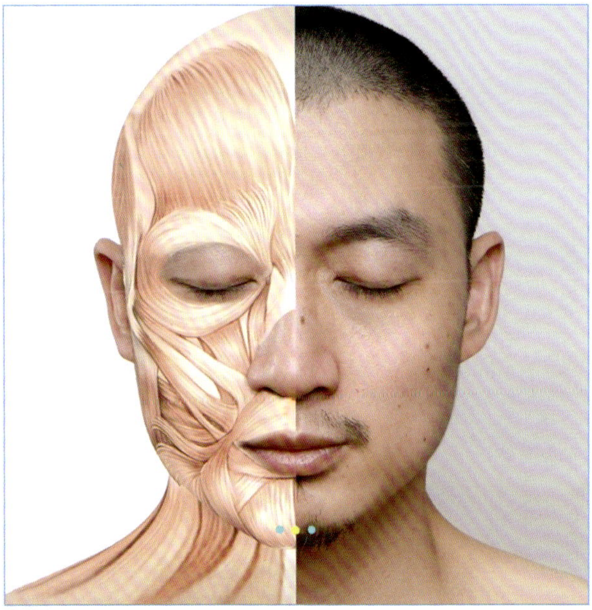

图 3.11.4 颏纹肉毒毒素注射位点

Part 6 并发症

(1) 下唇不对称：肉毒毒素弥散到位于颏肌外侧浅面的降下唇肌或者上方的口轮匝肌，导致该侧的下唇高度和外形与对侧不一致。

(2) 口唇闭合不全：流口水，影响语音、进食，是药物弥散到口轮匝肌的结果。详见“唇纹注射”一章。

第十二章 颈阔肌相关注射（Platysma Muscle Injection）

Part 1 概述

面颊部与下颌缘处软组织的下垂是衰老面容的重要表现之一，其原因与皮肤的松弛有关，与重力作用有关，也与颈阔肌向下牵拉的作用有关。颈阔肌收缩合并皮肤弹性纤维缺失、断裂还会在颈部出现表浅横行的项链样皱纹，使颈部外观显得衰老。此外，面部表情活跃的人群在惊悚、激动的情况下，颈阔肌用力收缩，颈部皮下会出现从下颌缘至锁骨的纵行肌肉条索（图 3.12.1），这也是颈阔肌的收缩产生的。通过注射肉毒毒素，可以改善上述表现。

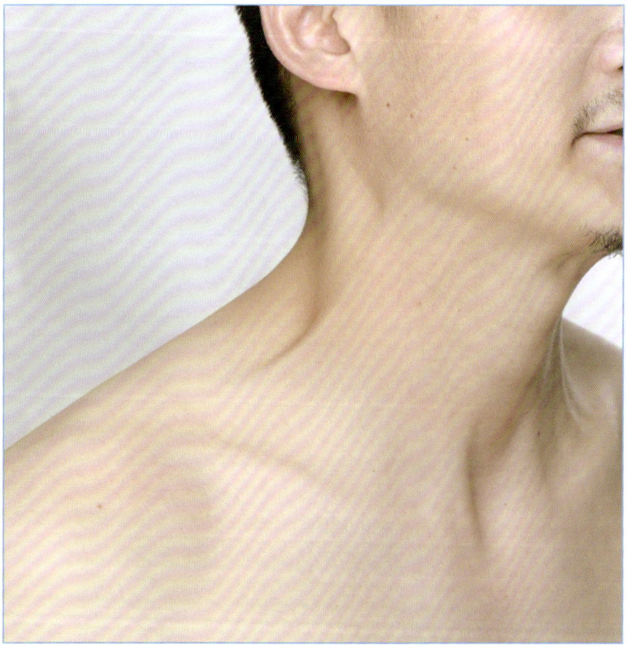

图 3.12.1 颈阔肌条索

Part 2 解剖基础

颈阔肌（Platysma Muscle）位于颈部及面下部的皮下浅层，分布范围较大，是左右对称的宽阔、菲薄的肌肉（图 3.12.2）。

起点：起自三角肌和胸大肌筋膜，向内上越过锁骨浅面到颈部，再经下颌骨下缘浅面至面部。

止点：颈前部的肌纤维左右交错，止于下颌骨体下缘；中间部分肌束向口角方向集中，与笑肌、降口角肌和降下唇肌融合，最终附着于口角；后部肌纤维移行于腮腺咬肌筋膜。

功能：颈阔肌收缩向下牵拉口角和下唇等下面部皮肤和软组织，可加重下面部的下垂。颈阔肌收缩还可形成颈部横纹及皮下的颈阔肌条索。

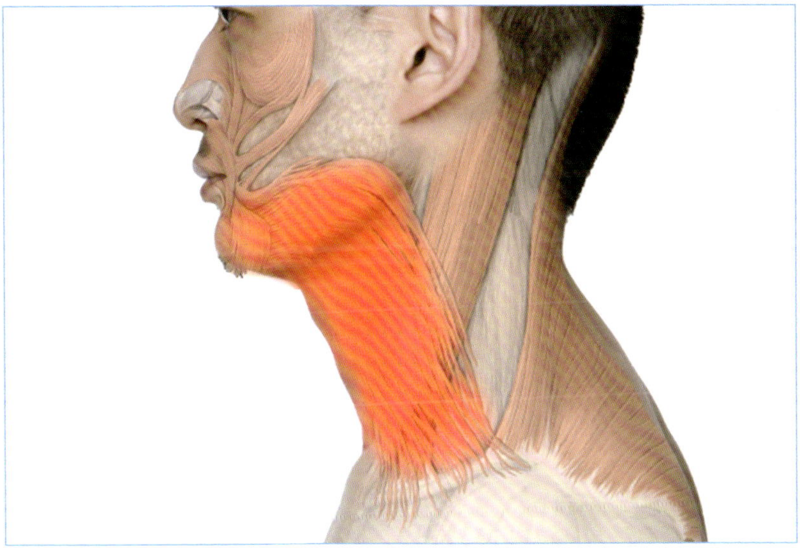

图 3.12.2 颈阔肌解剖示意图

Part 3 适应证

（1）下面部提升。

（2）颈横纹。

（3）颈阔肌条索（火鸡脖）。

Part 4 注射前评估

静态下观察颈部横纹和下面部下垂程度，颈阔肌用力收缩状态下观察有无颈阔肌条索。

Part 5 注射技巧

（1）下面部提升：先用 1mL 生理盐水稀释 100U 的肉毒毒素，再抽取需要的剂量进行稀释，一般稀释 5 倍，使浓度为 20U/mL。用 1mL 注射器配以 30G 针头注射。在耳垂与口角连线下方至锁骨上的颈阔肌范围内进行均匀的皮内注射。每个注射点之间间隔 1cm，每点注射容量 0.01mL，剂量为 0.2U，注射至出现皮丘。注射后下颌缘的轮廓线也会更加清晰。在进行下面部提升注射时，注射范围较大，注射点多，而且皮内注射较疼痛，因此可以先行在注射范围内的皮肤上涂抹利多卡因软膏，达到皮肤表面麻醉效果后再进行注射（图 3.12.3）。

（2）颈横纹：稀释方法与下面部提升相同。使用 1mL 注射器配以 30G 针头，在颈横纹分布范围内做均匀的皮内注射。注射方法与下面部提升相同，每点注射容积约 0.01mL，剂量 0.2U，看到皮肤出现皮丘即可，各点之间间隔 1cm。注意避开中线声带处，避免注射过深。颈横纹治疗可合并填充剂注射，会达到更好的效果。

（3）颈阔肌条索：用 1mL 生理盐水稀释 100U 的肉毒毒素，使用 1mL 注射器配以 30G 针头注射。嘱求美者咬紧牙齿，缩颈部，并做用力下拉口角的表情，显露颈阔肌条索。拇指与食指捏住条索，每间隔 1cm 注射 1 个点，层次为肌肉浅层或肌肉内。依据每根条索的长度注射 3~5 个点，每点注射剂量为 1~2U（图 3.12.4）。

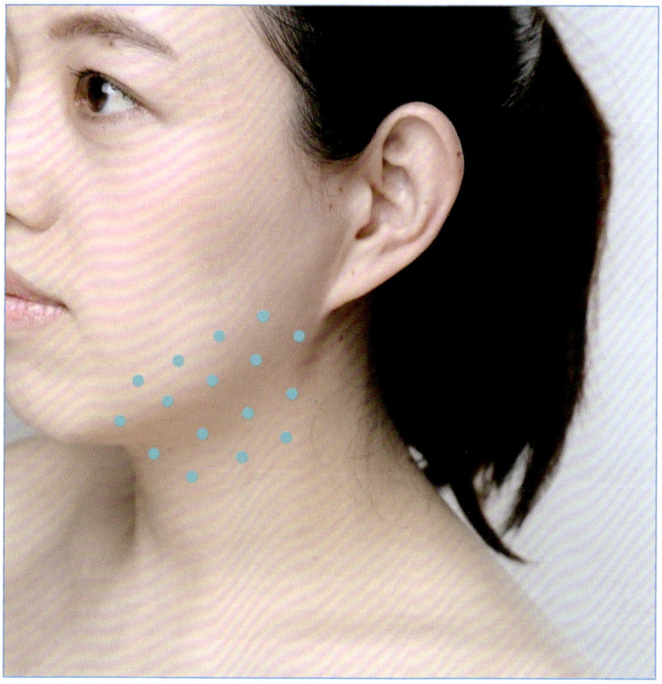

图 3.12.3 下面部及颈横纹肉毒毒素注射位点

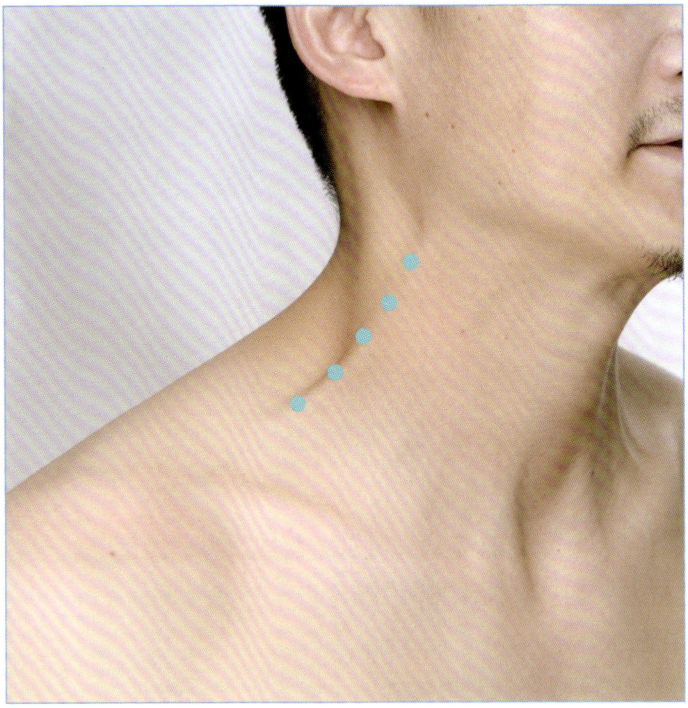

图 3.12.4 颈阔肌条索肉毒毒素注射位点

Part 6 并发症

（1）吞咽困难：可能是肉毒毒素扩散到颈阔肌深部的喉部肌肉所致。注意浅表注射，低浓度、小剂量、多位点注射。

（2）发音困难、声音嘶哑：可能是肉毒毒素扩散到颈阔肌深部的声带处影响发音的肌肉所致。注意浅表注射，低浓度、小剂量、多位点注射。

第十三章 咬肌肥大注射（Masseteric Hypertrophy）

Part 1 概述

目前东方人的审美偏爱于鹅蛋脸或者瓜子脸，要求下面部的轮廓平滑、柔和、自然过渡。方形的下颌角显然不符合东方人的审美。方形的下颌角可以是由骨性原因导致的，也可能是由咬肌肥厚引起的（图 3.13.1）。对于骨性的下颌角肥大，需要手术处理。对于咬肌肥厚引起的面下 1/3 部过宽、下颌角凸出，就可以注射肉毒毒素予以改善，使下面部的轮廓精致，使面部的长宽比例和线条更加匀称。

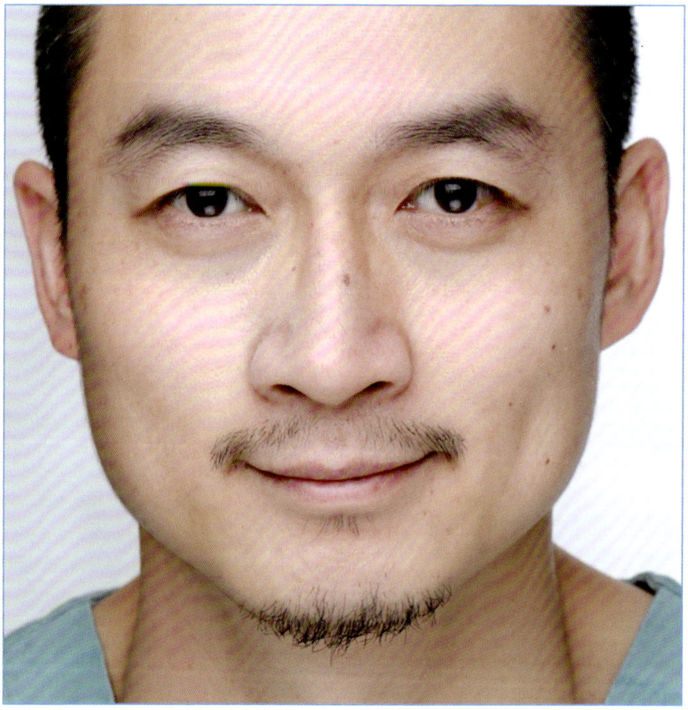

图 3.13.1 咬肌肥厚

Part 2 解剖基础

咬肌（Masseter Muscle）位于面颊后侧的下颌角上方，表面覆有咬肌筋膜，浅面有面横动脉、腮腺管、面神经颊支和下颌缘支横过，后上部被腮腺所覆盖。起止点分别位于上颌骨及下颌骨（图 3.13.2）。

起点：起自颧弓下缘及其深面。

止点：止于下颌骨升支外侧面和咬肌粗隆。

作用：上提及左右移动下颌骨，做咬合咀嚼及侧方磨牙的动作。还可使下颌向前延伸。

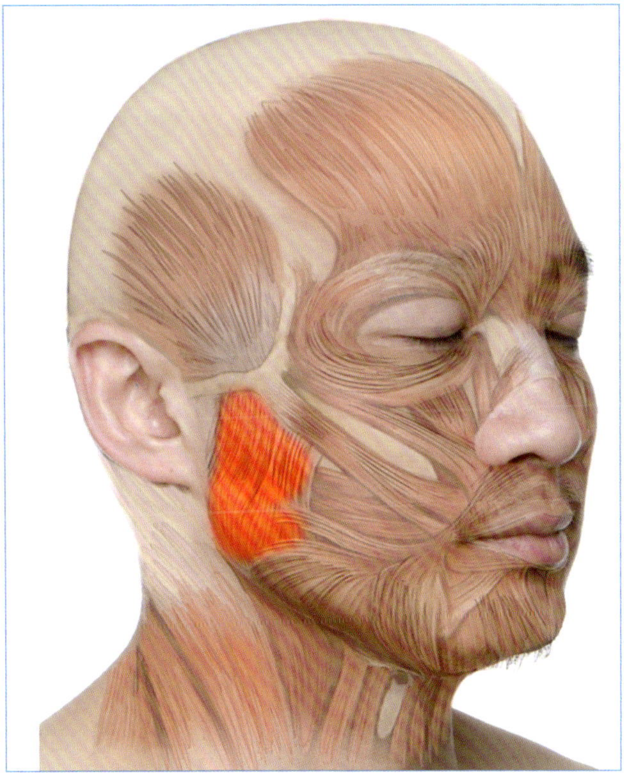

图 3.13.2 咬肌解剖示意图

Part 3 适应证

咬肌肥大。

Part 4 注射前评估

静态下观察求美者的下面部外形。嘱其咬紧磨牙，观察外形变化，并用手指感触咬肌收缩时的硬度和范围，辨别咬肌肥大与骨性下颌角肥大。

Part 5　注射技巧

（1）用 1~2mL 生理盐水稀释 100U 的肉毒毒素。

（2）使用 1mL 注射器配以 30G 或 27G 针头注射。

（3）求美者平卧，头偏向一侧，嘱其咬紧磨牙，使咬肌收缩变硬。手指感触咬肌的范围，在肌腹凸起最高处垂直进针，感受到阻滞力即是进入肌腹。针头进入肌腹约 0.5cm 后嘱其放松肌肉，注射 5~10U 肉毒毒素。然后后退注射器但不拔出针头，在皮下改变针头方向，分别斜向进入下、后、上、前方的肌肉内，注射 4 个位点，每点 5~10U（图 3.13.3）。

（4）也可以采用多点进针的方法注射。在肌腹凸起最明显处进针注射后，拔出针头，在距离第 1 点下、后、上、前方约 1cm 处分别多次皮肤进针注射。

（5）注射点位于耳垂与口角连线的下方，过高的注射容易造成颧骨下方的面颊凹陷。过于靠前的注射也可导致面颊凹陷；或者弥散到颧大肌引起表情不对称，所以注射时前方和上方的剂量可以适当减小。

（6）对于咬肌肌腹注射在咬肌上段的代偿性肥大或者先天性咬肌上段肥大，可在耳垂与口角连线上方的肌肉隆起处进行注射。

（7）面部不对称的求美者，可以适当调整两侧咬肌注射的剂量。下颌角较大的一侧注射剂量就大，使注射后两侧轮廓尽量对称一致。

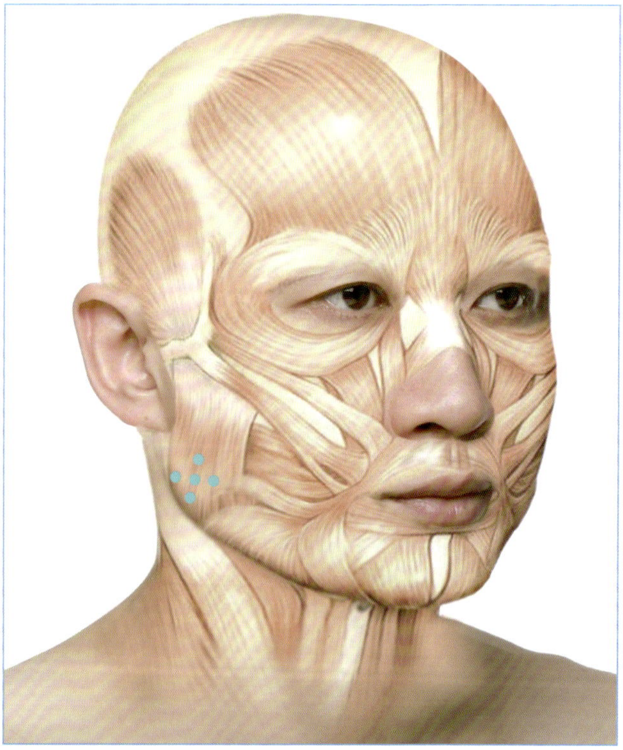

图 3.13.3　咬肌肉毒毒素注射位点

Part 6 并发症

（1）咬肌突出：咬肌注射后 2 周左右，在咬紧磨牙时，出现咬肌区域局部向外鼓起的现象。一般鼓起约小核桃样大小，触摸较软。这是因为肉毒毒素对咬肌的作用不均匀所致。一部分咬肌松弛了，而周围咬肌没有松弛，各部分肌肉的肌力不均匀，肌力强的肌肉收缩后挤压松弛的肌肉向外凸起。对于这种情况，可以采取等待的方式，再等待 2 周左右，肌肉均匀松弛后，情况就会得到缓解。如果考虑是注射时不均匀所致，可在肌力较强的咬肌部位补充注射 5~10U 肉毒毒素。

（2）面颊凹陷：注射剂量过大，导致咬肌体积缩小过于明显，引起表面的皮肤软组织下陷。也可因为注射点过于靠近咬肌上缘和前缘所致，注射时肌肉前部和上部剂量可适当减小。

（3）注射后局部肿大：注射时针头刺破了皮下或咬肌内的血管，引起局部的出血，形成小血肿。发现局部肿大应立即予以压迫止血及冷敷，1 周左右血肿吸收后肿大就会消失。在进针时及注射前回抽注射器，如刺入血管可及时发现。

（4）肉毒毒素弥散到笑肌，可以影响酒窝或者使其消失（图 3.13.4）。弥散到面中部肌肉，可以导致面部表情僵硬或者不对称。在注射的时候，需要注意注射的位点位于肌肉内，注射的容量不可过大，避免扩散到咬肌外的区域。

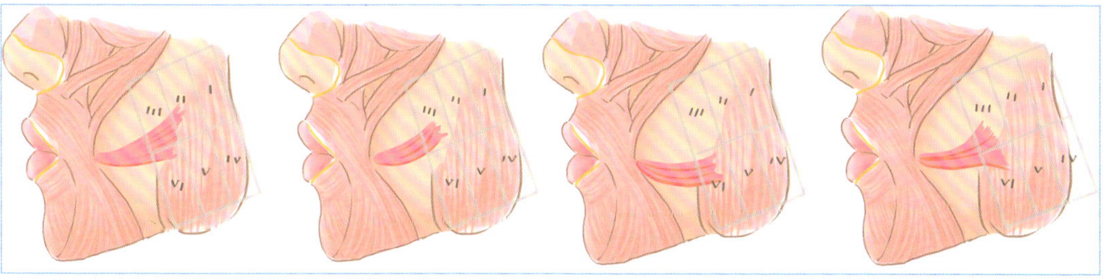

图 3.13.4 笑肌与咬肌的解剖关系示意图

第十四章 瘦肩注射（Trapezius Injection）

Part 1 概述

纤秀平缓的肩颈可以增加女性颈部的美感，但有些求美者肩颈部皮下的斜方肌过于发达，高高隆起呈现“虎背熊腰”的外形，失去了女性柔美的肩颈部曲线。在这种情况下可以对斜方肌注射肉毒毒素，使肌肉发生松弛和失神经萎缩，从而缩小斜方肌的体积，呈现肩颈部娇小的外形。其作用机制与咬肌注射相同。

Part 2 解剖基础

斜方肌（Trapezius）位于中线两侧颈项部和背上部的皮下浅层，是两块扁三角形的宽大肌肉（图 3.14.1、图 3.14.2），其范围较广，肌纤维分为上部、中部和下部 3 部分。

起点：起自上项线、枕外隆突、项韧带和全部胸椎棘突，肌纤维向外侧集中。

止点：止于锁骨的外侧 1/3、肩峰和肩胛冈。

功能：上部肌束收缩可上提肩胛骨，下部肌束收缩使肩胛骨下降，全肌收缩使肩胛骨向脊柱靠拢。肩胛骨固定时，一侧肌收缩使颈向同侧屈，面转向对侧；两侧肌同时收缩时，可耸肩并使头后仰。

Part 3 适应证

（1）颈部外形较短、较粗。

（2）颈肩部隆起（斜方肌发达）。

Part 4 注射前评估

从正面、侧面和后面观察求美者肩颈部的外形，是否有隆起。触摸肩颈部的斜方肌上部纤维，感受肌肉体积及收缩强度（图 3.14.3）。

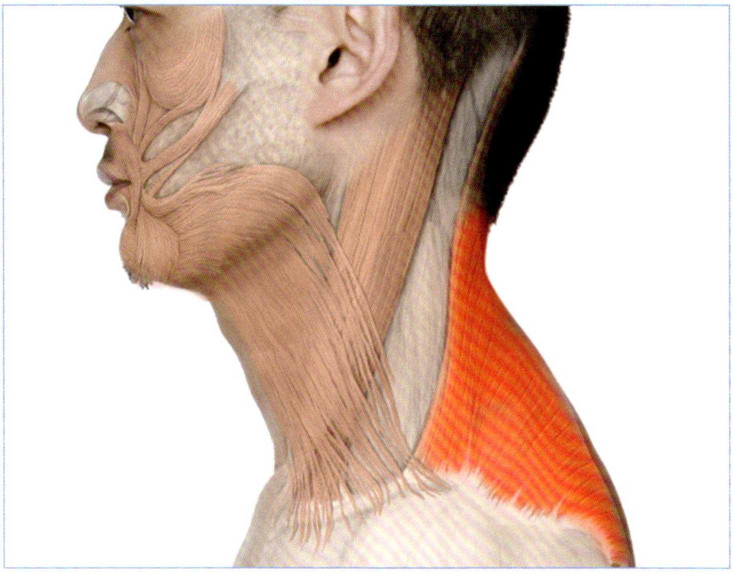

图 3.14.1 斜方肌解剖示意图（侧面）

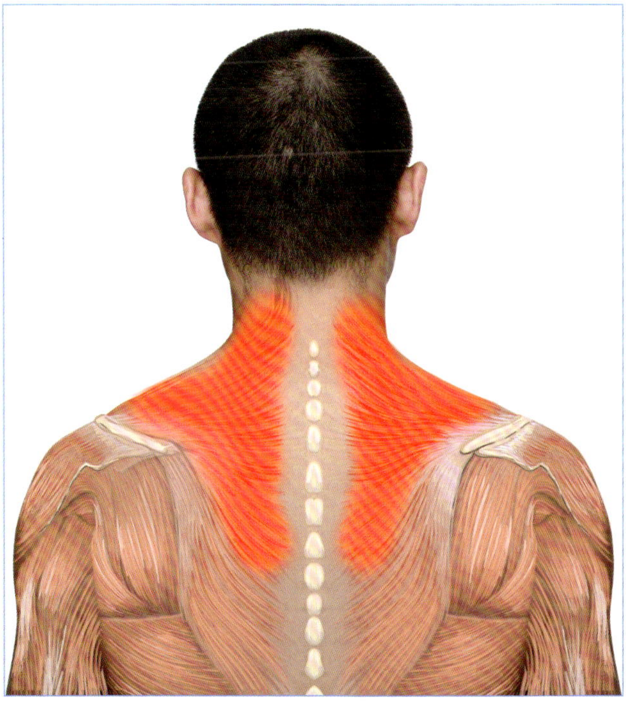

图 3.14.2 斜方肌解剖示意图（背面）

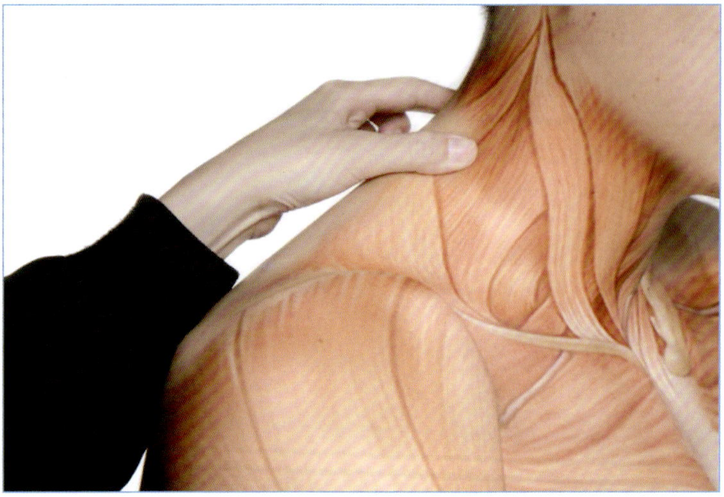

图 3.14.3 斜方肌触诊

Part 5 注射技巧

(1) 用 5mL 生理盐水稀释 100U 的肉毒毒素。

(2) 使用 1mL 注射器配以 30G 针头注射。

(3) 瘦肩治疗注射的是斜方肌的上部肌纤维。于两侧肩颈部斜方肌发达、外形隆起处设计注射点，根据隆起范围一侧注射 10~20 个点，每个注射点之间间隔 1~2cm（图 3.14.4）。

针头垂直于皮面刺入皮肤，进针深度约 1cm，将肉毒毒素注射到浅层斜方肌。每个点注射 2.5~5.0U，两侧共注射 100U。

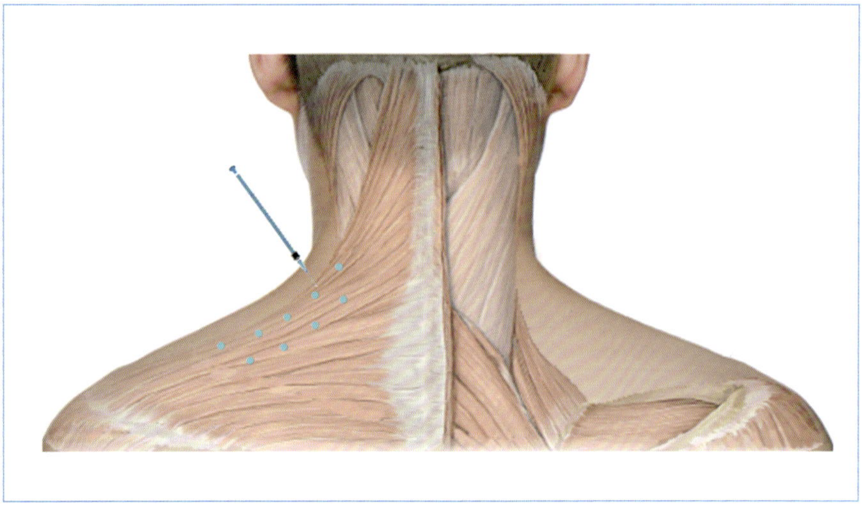

图 3.14.4 斜方肌肉毒毒素注射位点

Part 6　并发症

（1）肌肉酸胀：为暂时性的症状，3~4 天后会缓解。

（2）肌无力：为肌肉松弛后的反应，做耸肩动作时可能会觉得无力。

（3）外形不对称：由于各部分肌肉对肉毒毒素的反应时间和程度不一致，也可由于注射不均匀导致各部分肌肉缩小程度不一致而引起。可以继续观察，在注射后 1 个月如仍有局部不对称或者外形不平整，可以在凸起的部位追加注射若干位点，每点注射 2U 左右。

第十五章 肉毒毒素微注射（Microinjection）

Part 1 概述

肉毒毒素的微注射指的是一种与常规注射不同的注射方法，是用远低于常规注射的药物浓度，将肉毒毒素注射到真皮内或真皮下浅层，分别对皮肤和肌肉这两种靶组织产生相应的作用。微量的肉毒毒素注射到皮内可以抑制皮脂腺分泌，改善东方人面部皮肤厚而多油的特性，从而减少痤疮的产生，改善粗糙的肤质，同时还可以缩小毛孔，使皮肤肤质变得光滑、细腻而紧致。浅表的注射方式针对性地松弛面部表情肌的最浅层，而不影响肌肉的深层，这样既可以改善皮肤浅表的细小皱纹，又不会对肌肉的功能产生影响，也就不会出现表情僵硬、不对称等情况。因此，微注射可应用在全面颈部，包括额部、眶周、面颊部、口周、下颌轮廓及颈部等，可以处理常规注射方法较棘手的特殊部位细小皱纹，是对常规注射方法有力的补充。其主要目的是改善肤质、柔和轮廓、提升面部，产生更加自然的面容。

微注射的“微”体现在表浅注射、多点注射、微剂量与微容量。

（1）表浅注射：注射层次位于真皮深层，非常表浅，通常以起皮丘为判断标准。表浅注射使肉毒毒素仅作用于皮肤及皮下肌肉的浅层（图 3.15.1），不会弥散到表情肌深层，不会出现一些常规注射产生的僵硬、不对称等并发症。

（2）多点注射：面颈部微注射时一般需要注射全面部和颈部，范围较大。每个注射点之间间隔 1cm，常常需要注射几十甚至上百个点，使肉毒毒素均匀分布于注射区域。

（3）微剂量：每个点的注射剂量微小，为 0.1~0.2U。药物作用靶向性高，仅作用于注射点局部的皮肤和肌肉浅层。每个注射点剂量微小，累加的总剂量也就不会过多。

（4）微容量：每个点的注射容量微小，仅 0.01mL。药物弥散的范围局限，注射精确，不会弥散到深层引起并发症。

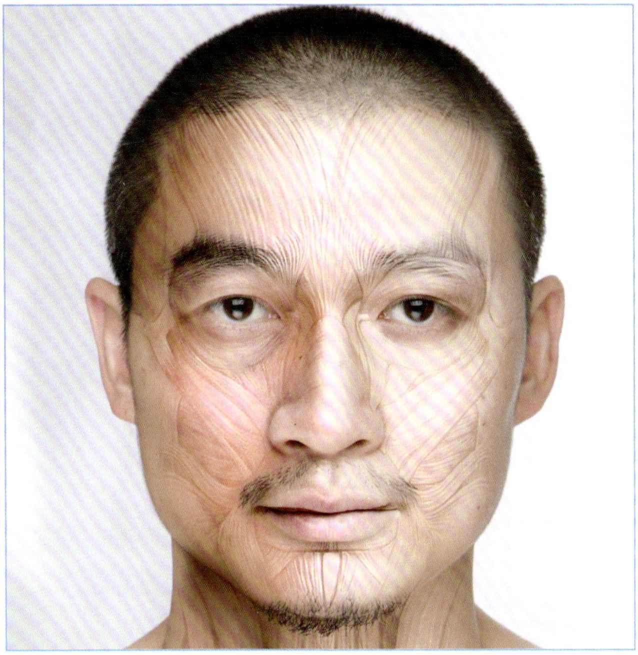

图 3.15.1 面部表情肌

Part 2 适应证

（1）改善肤质。

（2）面部控油。

（3）缩小毛孔。

（4）改善眶周、口周细小皱纹。

（5）下面部提升。

Part 3 注射技巧

（1）微注射不需要用到 100U 的剂量，因此可先按常规用 1mL 生理盐水稀释 100U 的肉毒毒素，再根据注射范围和预计的剂量抽取，进一步稀释到 5 倍，使浓度为 20U/mL。

（2）使用 1mL 注射器配以 30G 针头注射。

（3）微注射的注射点较多，求美者的疼痛耐受能力有限，可能会无法忍受，因此可在注射前外敷利多卡因软膏，待表面麻醉起效后再进行注射，可有效缓解疼痛。注意要在注射前将表面麻醉剂彻底清洗干净，避免表面麻醉剂随针尖进入皮内，引起不良反应。

（4）针头与皮面成 30° 左右的角度斜行进针至皮内，注意针尖的斜面朝向深部，以减少药物的外溢。进行皮内注射时，可观察到注射处皮肤发白、皮丘形成。每个点注射容量 0.01mL，剂量 0.1~0.2U，总量 20~50U（图 3.15.2）。

(5) 每个注射点之间间隔 1cm。

(6) 低浓度稀释后的肉毒毒素微注射，其效果维持时间较常规注射方式缩短。可在注射后 3 个月左右进行下一次的注射。

(7) 除手工操作外，目前有医疗仪器厂家生产的“水光针”仪器，可更有效地提高注射的精确度、均匀度，且缩短了注射时间，大大降低了操作者的工作强度，给医生及求美者更好的体验。

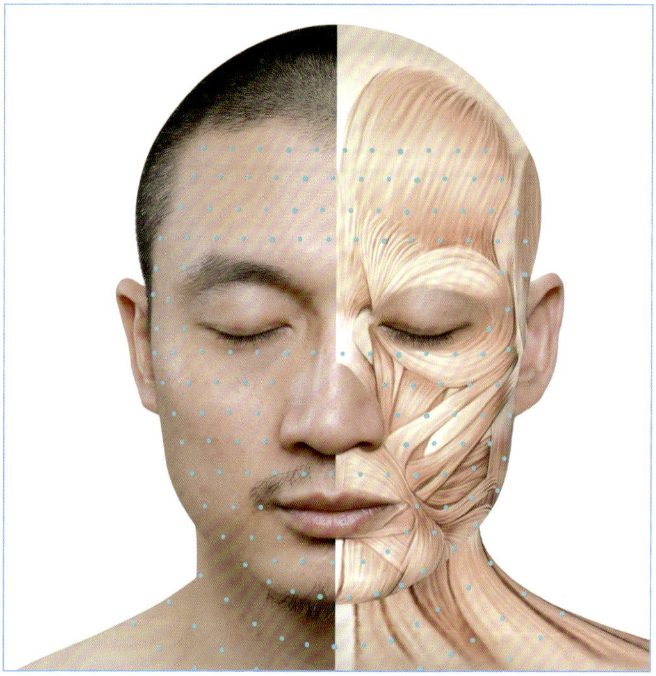

图 3.15.2 全面部肉毒毒素微注射位点

Part 4　并发症

肉毒毒素的微注射一般比较安全，由于注射表浅、精确，降低了并发症产生的可能，但由于求美者的个体差异，对药物的反应不同，理论上仍有可能出现面部僵硬不对称等情况，因此初次尝试时，应以较低的浓度、较小的剂量进行注射，观察效果并进行调整。此外，注射的总剂量过大，也可能会导致一些并发症，应予以注意。

第四部分
肉毒毒素注射之提高篇

FACIAL CODES

Part 1 注射针法的总结

肉毒毒素注射只有 3 种注射针法。

1. 垂直进针

针头垂直于皮肤进针，初学者左手可稍扶持，使手保持稳定（图 4.1）。这种注射方法最为常用、简单，穿刺距离小，患者疼痛轻，使用得最多。

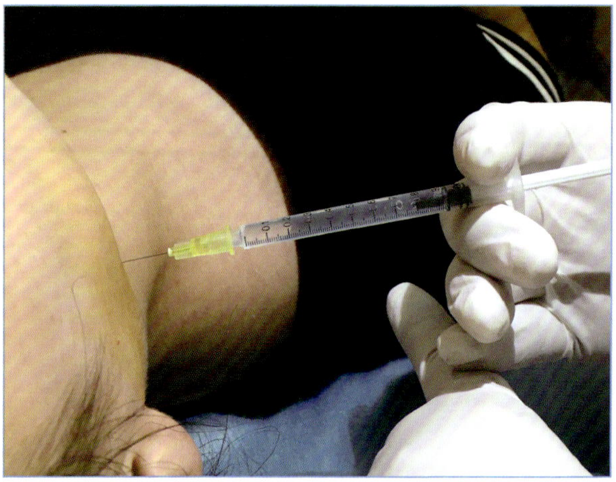

图 4.1 以左手支撑右手获得更稳定的注射平面

使用“傻瓜”针头（即 30G 4mm 的小针头）可防止注射过深，更为便利（图 4.2）。

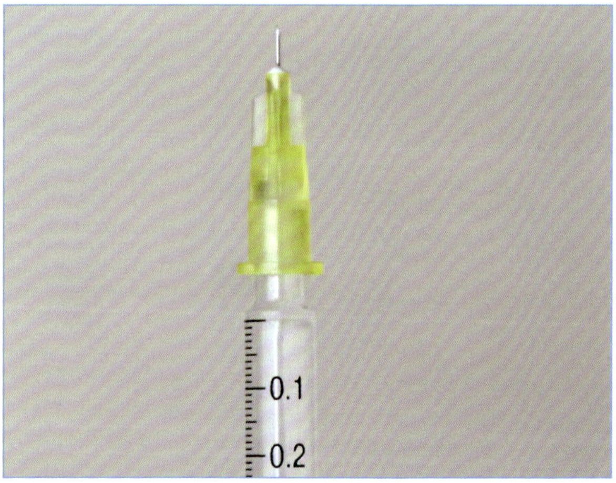

图 4.2 4mm “傻瓜”针头，注射肉毒毒素非常安全

缺点：额部等组织较薄部位注射时易直接扎到骨面使针尖变钝，增加患者的疼痛，不利于多点注射。

2. 斜角进针

多数情况下针头以 30°~60° 之间的角度斜刺皮肤进针（图 4.3）。

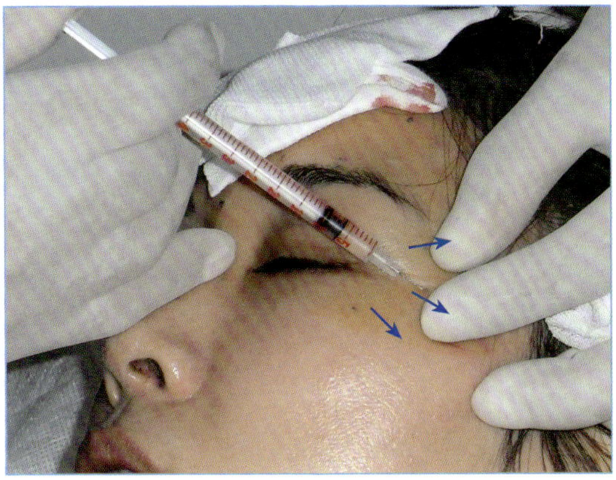

图 4.3 斜角进针

斜角进针较适合注射于较浅层的肌肉或防止扎到骨面（额纹注射）上磨损针尖，或使针尖转向更安全（鱼尾纹注射）的方向。

缺点：由于进针路径长于垂直进针，速度也稍慢，患者疼痛度略高。

3. 上挑

斜角进针约 2mm 后，上挑针尖，少量推药，见皮肤出现一个白色小皮丘即可（图 4.4）。适用于真皮注射以及微量表浅注射。

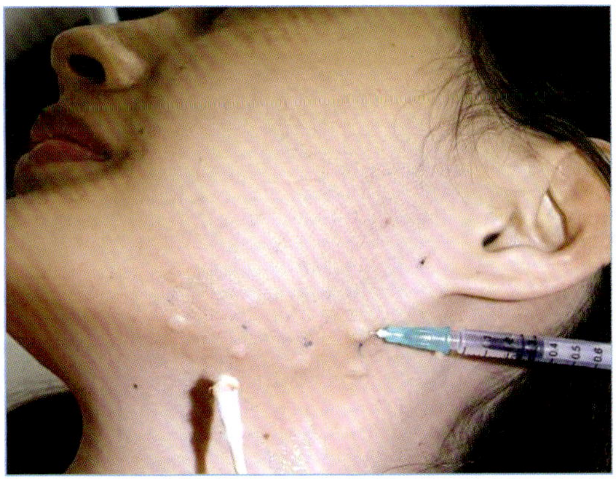

图 4.4 上挑的微量注射法（使用 4mm 长的“傻瓜”针头）

Part 2 注射层次的总结

只有 2 个注射层次（图 4.5）。

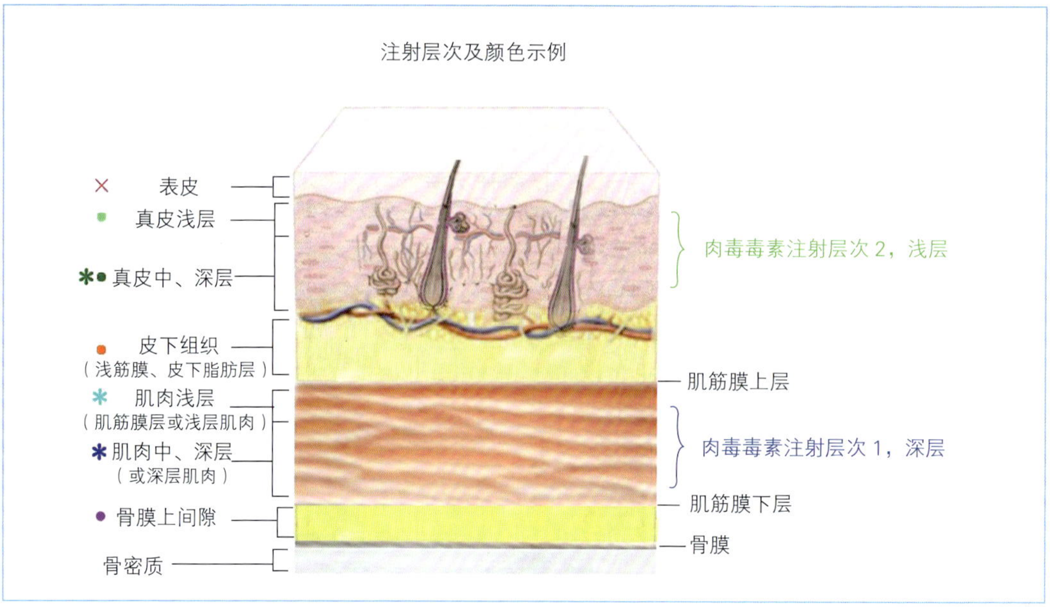

图 4.5 肉毒毒素注射的 2 个层次

1. 肌肉层

肌肉层毫无疑问是靶器官，最主要的注射层次 。

有肌肉覆盖的区域可能会涉及浅层肌肉与深层肌肉，但实际上这一区域主要在中下面部，为表情肌密集区，并非常规注射区。

在治疗面肌痉挛等特殊疾病时要确认注射的是深层还是浅层肌肉，若实在经验不足，可采用下述方法。注射深层肌肉，垂直进针到底，碰上骨膜，想再进分毫也难，稍后退约 2mm，再注射，便是深层肌肉了（图 4.6）。注射浅层肌肉，若担心进针过深，可斜角进针，刺至皮下会有突然阻力减小的落空感，再稍进针感觉针尖又有微弱阻力即进入肌层（图 4.7）。

初学者注射浅层肌肉实在无法定位，可以真皮层注射代替。

2. 真皮层

将标准治疗浓度的肉毒毒素注射于真皮层，则可起到缓释效果，药效并不直接进入肌肉，而是缓慢释放，较直接注射于肌肉中效果要柔和得多，不易造成面部表情僵硬，维持时间略短。

操作时极其简单，也无须区分真皮深层还是浅层，使用上文所说的上挑针法即可。

低浓度的肉毒毒素直接注射于真皮层，可抑制皮脂腺分泌，对分泌过旺型的痤疮有着较好的疗效。使用水光针注射或微针导入，均可视为低浓度小剂量的真皮注射。

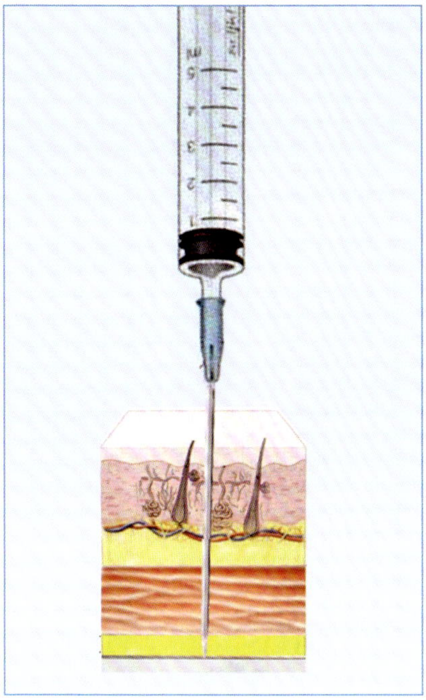

图 4.6 直刺直接接触骨膜

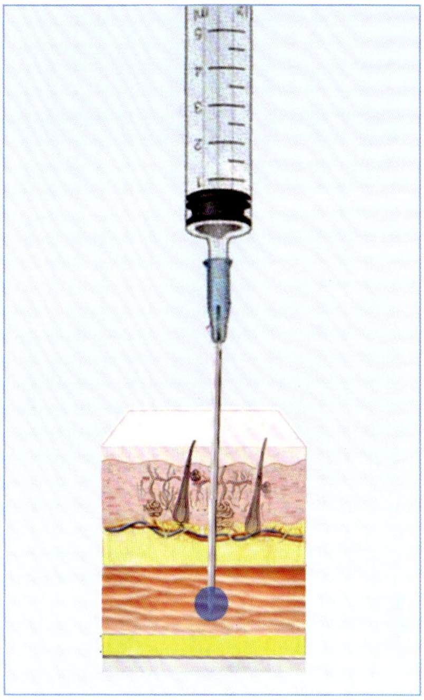

图 4.7 微后退后注射

Part 3 注射量与注射浓度的总结

1. 标准注射量

肉毒毒素注射量以单位 U 来统计。

大多情况下，每一小点注射 2U，可视为标准注射量。

2. 标准注射浓度

按厂家推荐的标准浓度，100U 肉毒毒素使用 2.5mL 生理盐水配制，浓度为 40U/mL，每一小格 0.1mL 为 4U，此可视为标准浓度。

结合标准注射量，以每注射点 2U 注射量来计算，0.1mL 正好注射 2 个点，1mL 可注射 20 个点，刻度数乘以 40 即为注射单位数，最方便统计注射量（图 4.8）。

此种配方可用于绝大多数的注射。

配制方法：100U 肉毒毒素 +2.5mL 生理盐水

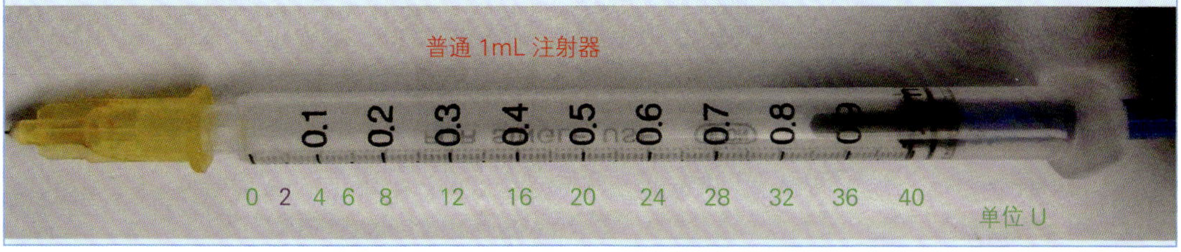

图 4.8 最常用的标准配制方法和 1mL 注射器上的相应单位读数

3. 非标准的情况

浓度越高，单位注射量弥散性越小，定点更加精确；浓度越低，单位注射量弥散性越大，分布更加均匀。两者各有所长，并无绝对好坏。

4. 高浓度注射法

用 1mL 生理盐水配制 100U 的肉毒毒素，即为 2.5 倍的高浓度配方，适合精确定点注射，常见一些经验丰富的医生，用于眼周、口周等区域的注射，其优点是定位精准，弥散性小，不易弥散至周围其他肌肉，以避免引起面部表情不自然，但对医生的技术要求较高，不但要求定点准确，单位注射量及注射深度要极其精准。为方便计算，常使用 30U 的胰岛素注射器来操作（图 4.9）。

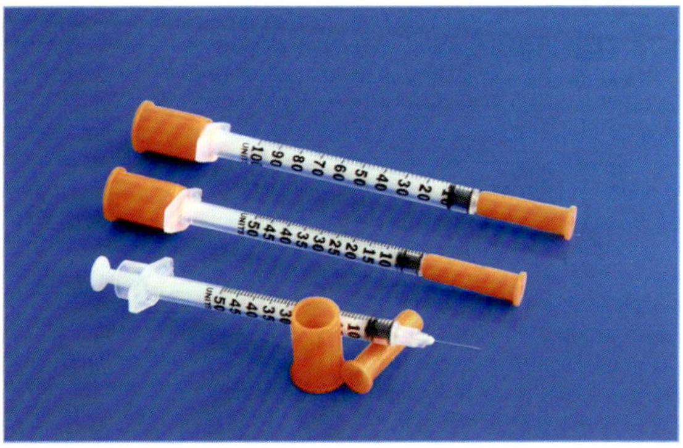

图 4.9 30U 的胰岛素注射器，常用于高浓度、高精度的注射

5. 低浓度注射法

最常见的是使用 5~10mL 生理盐水配制 100U 的肉毒毒素，浓度为标准浓度的 1/4~1/2，要注射相同剂量的肉毒毒素，需要更多的盐水载体，因此弥散性较大，适合分布面积较大的肌肉注射，美容用途最常用于腓肠肌的注射以及下颌缘的提升注射（图 4.10、图 4.11）。

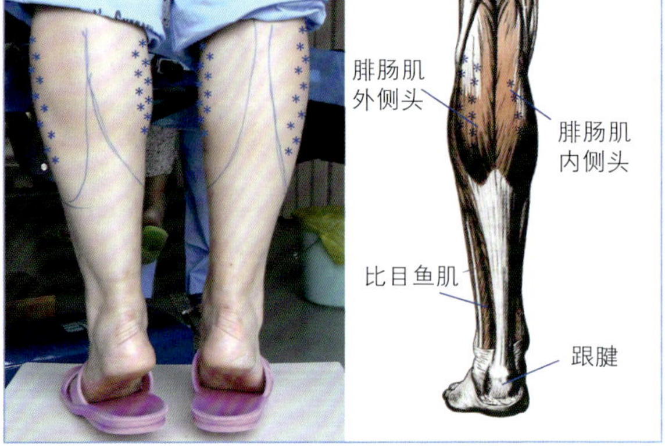

图 4.10 相对于面部肌肉，腓肠肌的体积可谓相当巨大

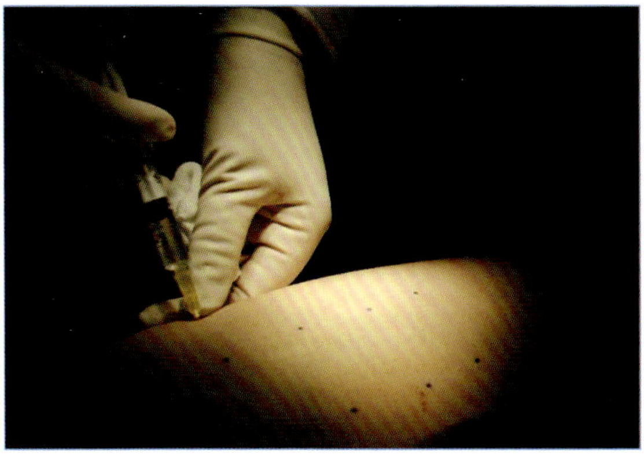

图 4.11 低浓度注射可提高弥散度，使药物渗透范围更大，请注意图中使用的是 5mL 注射器

另外，在单点注射治疗痤疮时，还可配制成更低的 1/10~1/5 浓度，仅对皮脂腺起到抑制作用，切勿使用更高浓度，以免影响面部表情。

还可通过水光针表浅注射起到紧致皮肤、延缓衰老的作用（图 4.12）。

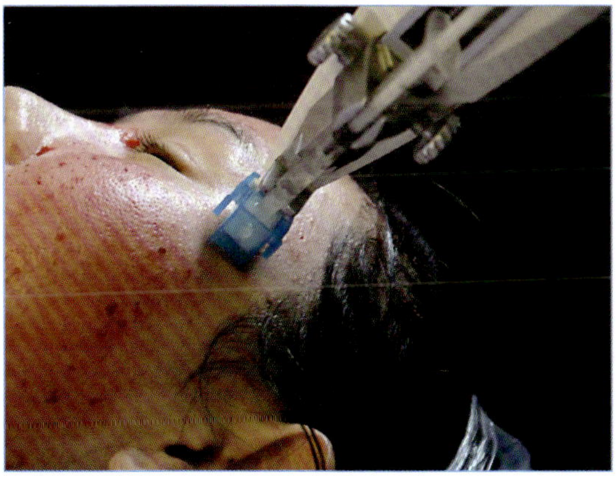

图 4.12 将 20~30U 的肉毒毒素溶解在 2~3mL 的水光注射溶液中，全面部微量轻浅注射，可以起到很好的抗衰老作用

Part 4　动态定位与多点位多平面注射法

在前面的章节中，已经详细记载了肉毒毒素各部位的注射方法，读者大可照猫画虎，一一尝试，并有所收获。

将这一招一式铭记于心，熟练运用，只是第一步，大体上还是可以解决普通问题的，可要成为高手，还得再深入地追求下一层境界。

如同练剑，招式终究是死的，活用招式只是最基本的要求，下一个目标便是脱离招式，然后无招胜有招。

兵无常式，水无常形。没有两个患者的症状是完全相同的，也没有哪个患者能完全按照书本上的点位分毫不差就能达到最佳治疗效果的。

相对来讲，肉毒毒素是微整形注射中最为简易的入门项目，无论是操作复杂度，还是术后的风险，均远低于其他项目。当然，注射成分不明的假药除外。

真正的用剑高手绝不是动不动与人大战三百回合，而是一剑直刺要害（图 4.13），一招定胜负，能一招解决的绝不用第二招。

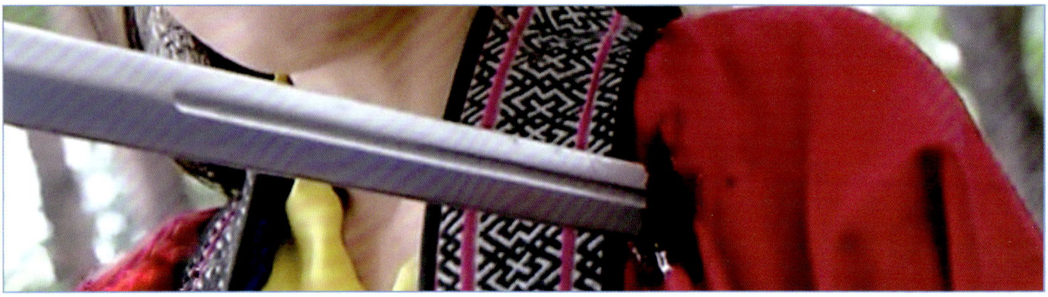

图 4.13 注射肉毒毒素的精准，就要像一剑刺中要害，效率极高

再或如同拳击比赛（图 4.14）。对非要害部位，再多的重拳也只是增加几个点数比分而已，而若对要害部位一记重拳，可能马上就是击倒获胜。

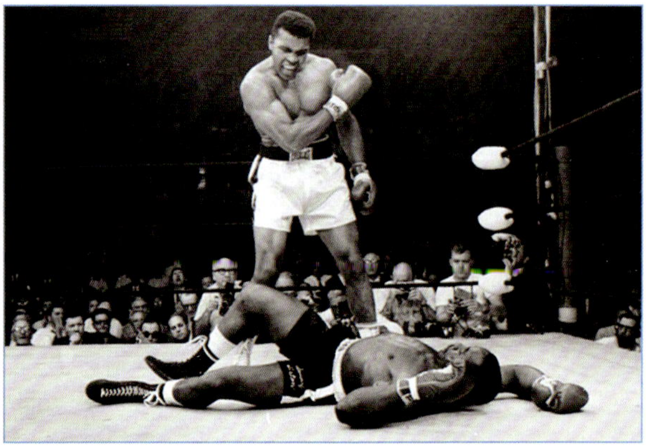

图 4.14 不精准的注射如同拳击比赛中的乱拳，效率较低

用毒同样如此 。

是药三分毒，更何况是本身就剧毒无比的肉毒毒素。能少用一分便是一分，真正的使毒高手并非用毒越多越好，而是要将毒用得恰到好处，能使用最少的毒量达到目的，方为高手。

精确定位是减少用量的第一步，首先要学会动态定位法。

1. 动态定位法

有些肌肉分布几乎人人都相同，基本没有个体差异，所差别的只是松弛不同、皱纹深浅范围不同，但方向基本类似，因此注射起来按图谱操作，几乎没变化。如鱼尾纹的注射（图 4.15）。

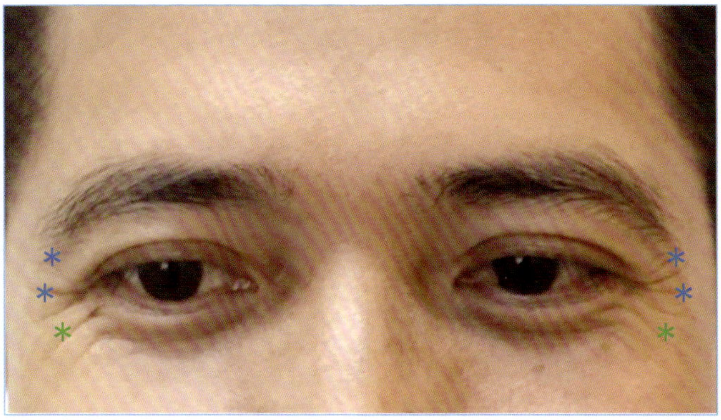

图 4.15 鱼尾纹的变化相对较少

有些肌肉的分布变化较少，如额纹，仅有单瓣、双瓣之分，稍加区别即可（图 4.16、图 4.17）。

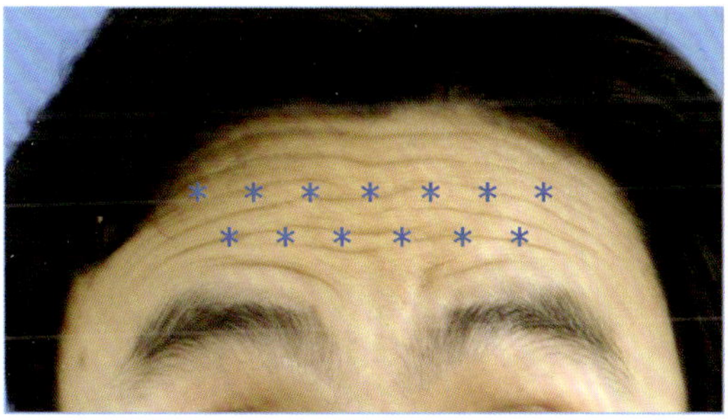

图 4.16 单瓣额肌的注射法

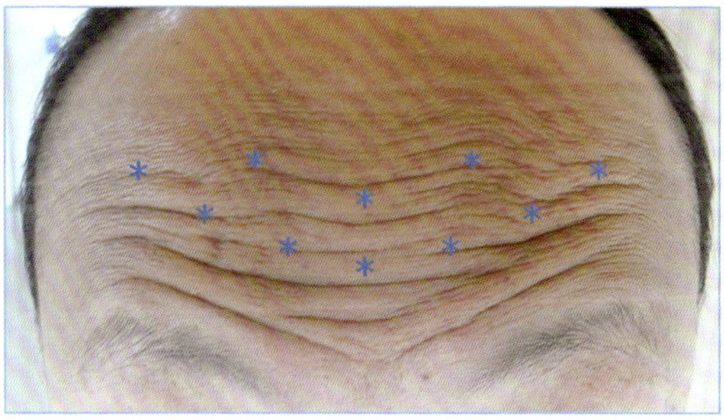

图 4.17 双瓣额肌的注射法

还有些肌肉则变化无常，如眉间纹，初步统计有 5 种经典类型，但在临床中要找到与之相像的类型却似不易，经常凭空冒出第 6 种、第 7 种类型，若真要细分，恐怕 50 种都无法归纳完全（图 4.18）。因此，眉间纹的注射点位变化就远较额纹与鱼尾纹多了，作者所写的《微整形注射美容》（黑书）中罗列的便有 3 点法、5 点法、7 点法，实际应用中，难道就不能有 4 点法、6 点法了吗？

因此在熟练后务必要找寻其中的规律。

两个规律

（1）动态皱纹都是由于肌肉收缩引起的皮肤褶皱，皱纹的方向与肌肉收缩方向垂直（图 4.19）；

（2）皱纹越深，证明肌肉收缩力量越强，位移越大，即动态表情肌肉隆起最大的地方为肌肉收缩力量最强之处，越往两边收缩力量越弱（图 4.20）。

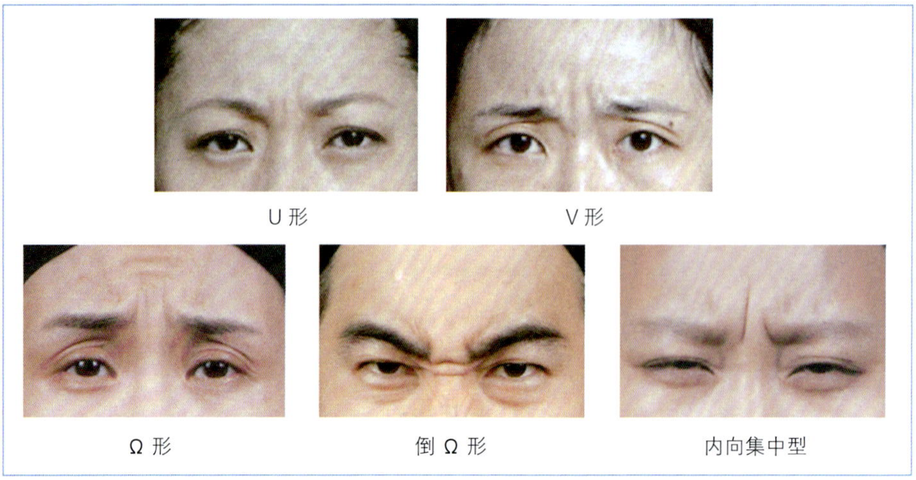

图 4.18 某国际大会上专家提出的眉间纹的 5 种分型，难道就没有第 6 种、第 7 种了吗

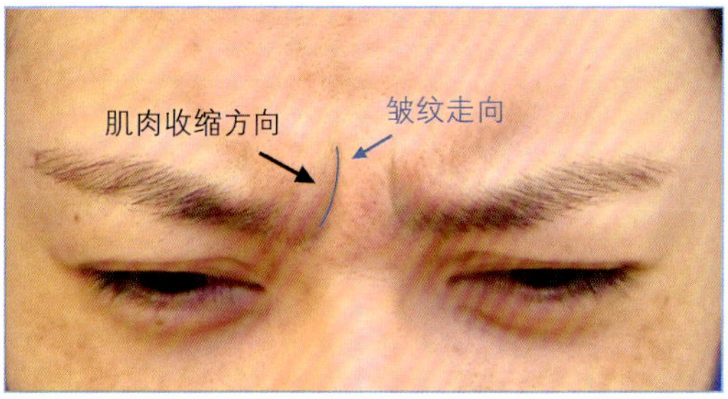

图 4.19 肌肉收缩方向与皱纹走向永远垂直，即皱纹是由肌肉收缩挤压而形成的折叠

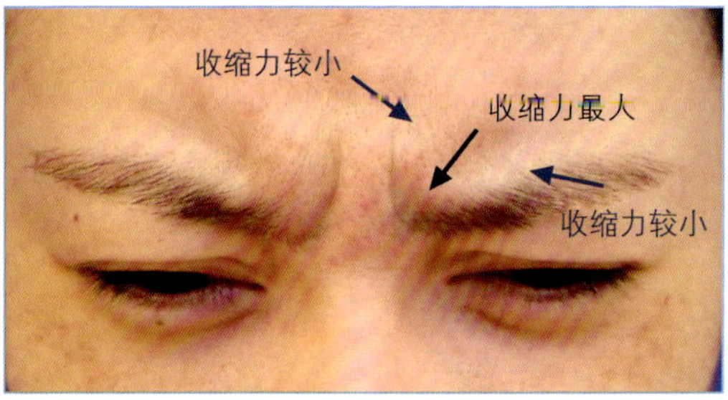

图 4.20 肌肉隆起程度与收缩力的关系

初学者最容易产生的误区就是认为哪有皱纹就扎哪，确实可产生疗效，便误以为这样是对的，并以讹传讹，尤其是一些无行医资格的人，更是哪有皱纹就扎哪。

实际上，扎到皱纹中，还得靠弥散才可作用至相应的肌肉，离精准注射相差甚远。

标记方法

(1) 寻找收缩最明显的一条皱纹（图 4.21）。

(2) 在皱纹两侧寻找肌肉隆起变化最明显的点位，并标记（图 4.22）。

（3）沿着肌肉纤维方向，在收缩最严重处标记若干辅助点位，相距约为 1cm（图 4.23）。

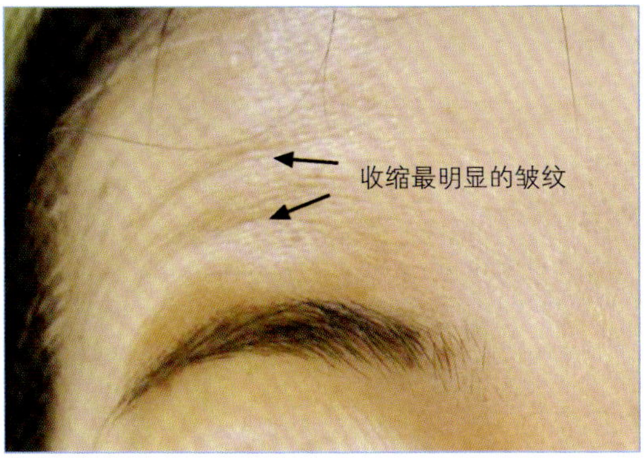

图 4.21 寻找收缩最明显的皱纹

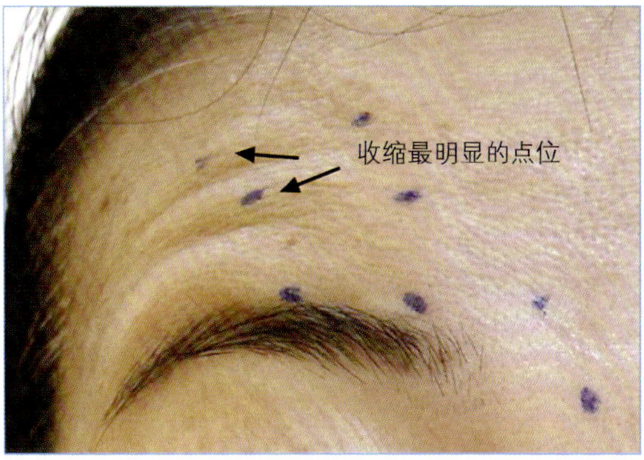

图 4.22 寻找肌肉隆起变化最明显的点位

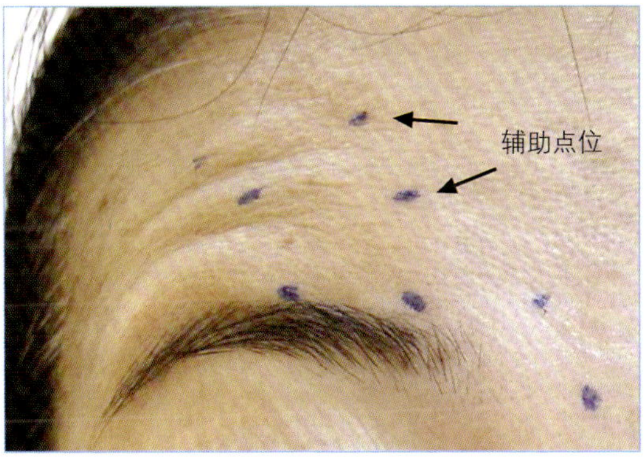

图 4.23 标记辅助点位

2. 多点位多平面注射方法

（1）在隆起最明显处的点位注射入肌肉层（图 4.24）。

（2）其他点位根据实际情况，可酌情减少深度（图 4.25）。

（3）周围有其他肌肉，并易对重要表情产生影响或出现不良副作用的部位，尽量注射浅层，利用缓释来避免出现不良副作用（图 4.26）。

（4）单点注射量一般为 2U，若肌力极强或男性患者，最强处可使用 4U（图 4.27）。另一种更好的方法是将 4U 的量分为两个点，分布于该点两侧，相距约 5mm（图 4.28），其他点位酌情减少用量及注射深度，可更加均匀地分配药物，可使药物利用率增加，减少用量，并尽量预防僵硬表情的出现。

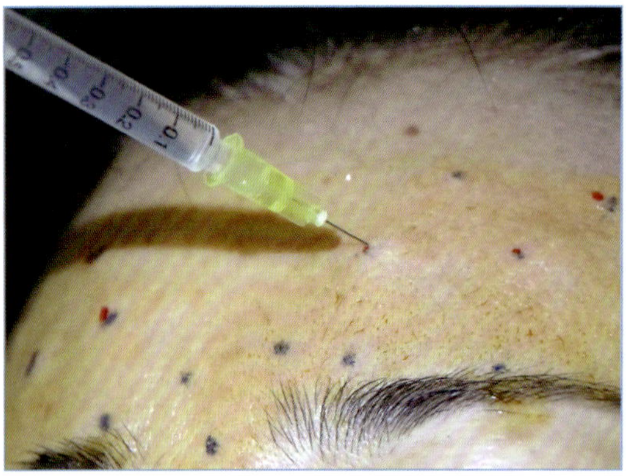

图 4.24 肌力强处注射深

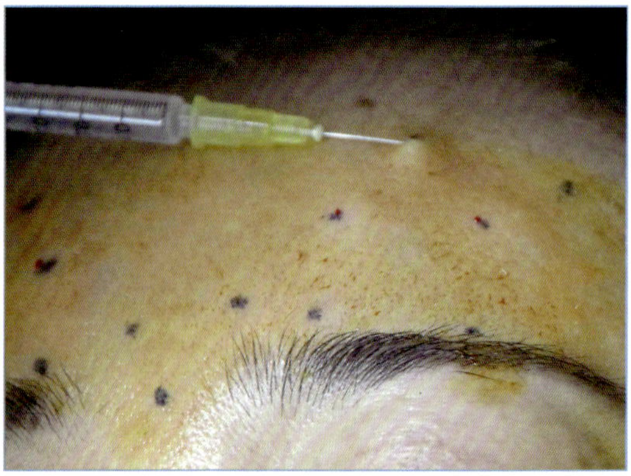

图 4.25 肌力弱处注射浅

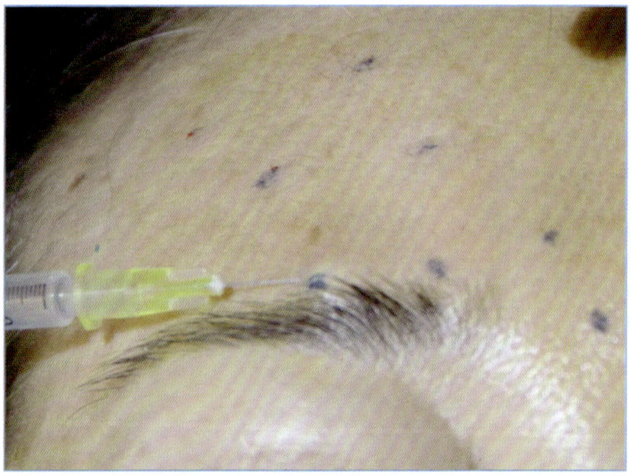

图 4.26 皱眉肌外侧，注射应表浅，过深药物易从骨膜上疏松间隙渗透影响提上睑肌功能

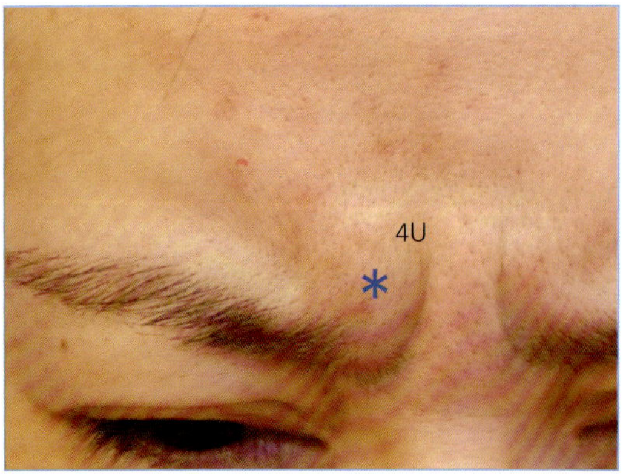

图 4.27 单点 4U

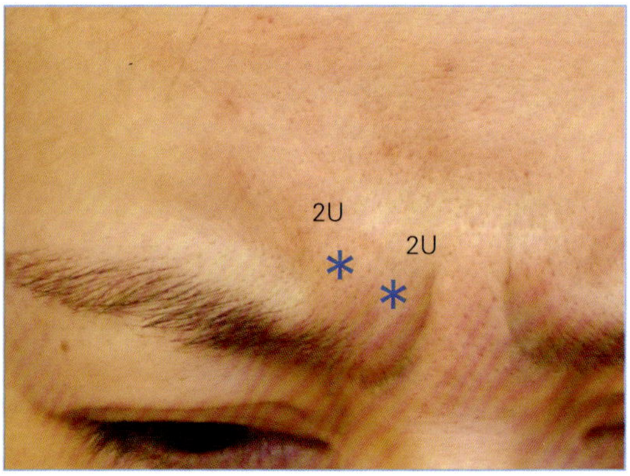

图 4.28 将 4U 分散至两点效果更佳

Part 5 微量表浅注射法

（一）概述

Microbotox 技术是近几年来发展较快的一种注射方法，即将一定剂量（全面部一般20~30U）的肉毒毒素以较低浓度大范围地微量注射在面部真皮深层。

其原理是通过肉毒毒素的注射减弱面部降肌表浅肌束对皮肤向下的拉力，利用提肌对皮肤产生的代偿性的提升，重建中下面部的力学平衡（图 4.29），也可让一直不得休息的皮肤得到一定程度的休息，促进皮肤胶原蛋白的再生与弹性恢复，有利于光滑皮肤、延缓衰老，同时可以改善毛孔粗大，对痤疮型皮肤也有较好的治疗效果。

这种注射方法对上文所述的各种提升方法以及皱纹的治疗点位基本均适用，且表浅注射相对安全性也更高些。虽然在效果上不及专项的针对性治疗来得明显，但却能对整个面部都起到微妙的作用，能起到缓解衰老、改善肤质、消除皱纹、柔和轮廓等多种效果，也可在其他部位的专项治疗后，将剩余的肉毒毒素稀释后进行全面部微量注射综合提升，以增加整体的注射效果。

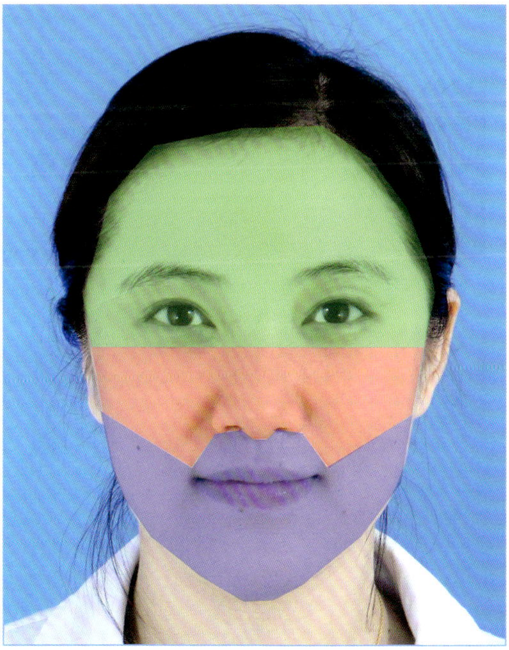

图 4.29 Microbotox 技术提升注射上、中、下面部分区

（二）治疗方法

1. 药物配备

100U 肉毒毒素 +5mL 生理盐水，浓度 2U/0.1mL 或 100U 肉毒毒素 +10mL 生理盐水，

浓度 1U/0.1mL。

2. 注射点定位

全面部细纹明显处、下颌骨缘、眉部提升点、鼻唇沟提升点、颈部等，按患者的不同情况、不同需求而灵活定点，点与点之间的距离为 1.0~2.5cm 不等，按注射部位的不同需求而均匀分配注射总量（图 4.30、图 4.31）。

凡是上文提到的专项治疗点，大多可用此方法进行注射，并取得一定的疗效。

3. 注射剂量

每点 0.5~1.0U，注射总量为 20~30U（特殊情况下可酌情增加到 50U，也曾见有韩国医生使用 100U 注射全脸，实际上已是深浅交叉的注射用以全面部除皱，而并非单纯的微量表浅注射法了）。

4. 注射层次

真皮深层或皮下。

5. 注射手法

接近水平进针，表浅注射，打出均匀分布的一个个小皮丘。

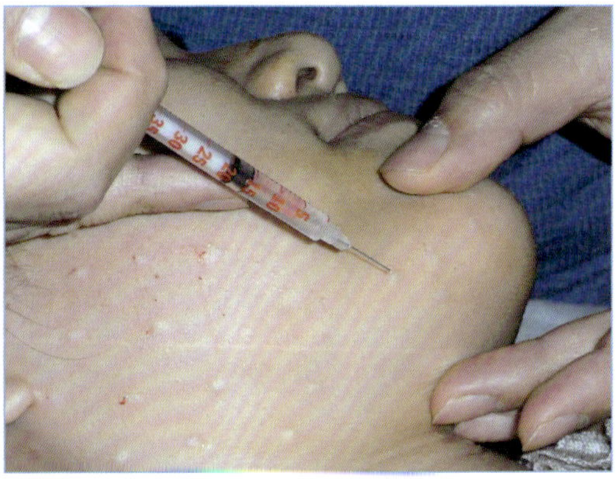

图 4.30 下颌缘多排表浅微量注射减少颈阔肌向下的拉力，以达到中面部提升的效果

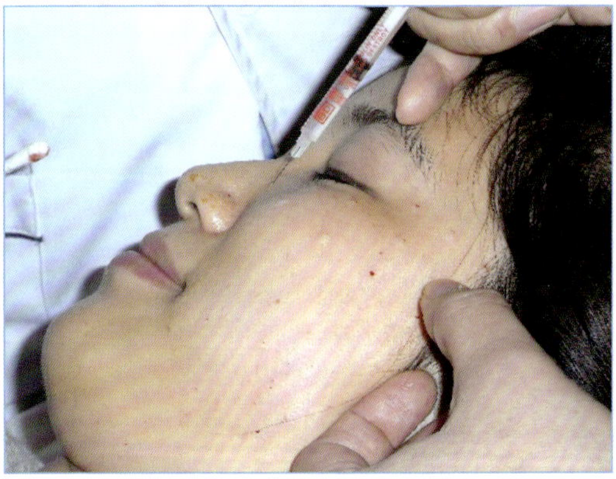

图 4.31 上面部的微量注射能减少皮肤受到的拉力，使皮肤得到相对的休息，能有效预防皱纹，并恢复皮肤的弹性

6. 注意事项

(1) 年龄较大，皮肤弹性较差且明显松弛者不适宜此项治疗。

(2) 30~35 岁，面部逐渐开始老化，出现较多的细纹，皮肤仍保持着较好弹性的女性最适合此项治疗，注射后的变化是相当微妙的，往往患者不自觉，用普通相机也很难捕捉到其中的动态变化，但周围人尤其是数日不见的熟人，可明显感觉到患者面相的年轻化。

(3) 油性皮肤能有明显的改善，较严重的干性皮肤的患者应慎重行此项治疗。

(4) 注意左右面部的均匀注射。

7. 常见的不良反应及对策

(1) 面部干燥，为肉毒毒素阻滞了皮脂腺引起，可适当使用油脂类护肤品对皮肤进行养护。

(2) 皮肤下垂，患者年龄较大、皮肤弹性较差而引起，要严格把握适应人群。

加有含肉毒毒素的水光注射可视为一种微量表浅技术 (图 4.12)。

使用水光机，与传统用手注射的方法相比，深度及定量都更为精准，因此可以较高浓度的配制来实现定点微量注射的目的。

通常的 20~30U 即可注射全脸，配制于 2.5~3.0mL 水光液体中 (可含有玻尿酸以及其他成分为溶剂液，配成 6.6~12U/mL 的混合液)，均匀注射于全脸，可起到减少油脂分泌、减轻细纹、紧致皮肤的效果。

痤疮严重、痘痘密度高的患者，也可使用此法治疗，将 30U 肉毒毒素配制于 3mL 水光液体中进行全面部注射。

Part 6　联合应用

1. 多部位联合注射

若 1 瓶肉毒毒素 100U 仅注射 1 个部位，未免浪费，而多人混用 1 瓶肉毒毒素似乎又违背了某些原则，因此，尽可能地多部位注射。

以下列举最常见的两个套餐：

【套餐 1】

瘦脸 + 颏肌松解 + 下颌缘提升 =V 脸套餐

【套餐 2】

眉间纹 + 鱼尾纹 + 额纹 + 鼻背纹 (可选) = 上半面部综合除皱 (具体标记点位及注射方法详见前文)

2. 与玻尿酸联合应用的原则

肉毒毒素与玻尿酸可谓是最经典的搭档产品，在临床中合作历史最悠久。两者一快一慢，一加一减，相得益彰，维持时间接近，要补同补，要打同打。如何联合使用，却也是需要好好学习的。

联合原则

(1) 先注射玻尿酸，按压塑形完后即刻注射肉毒毒素。

(2) 注射肉毒毒素，等 1~2 周肉毒毒素效果基本发挥，皱纹变浅后再注射玻尿酸。

常见组合

(1) 较深的皱纹，如额纹、眉间纹、鱼尾纹。

(2) 下颏：肉毒毒素颏肌放松加玻尿酸填充下颏。

(3) 深度鼻唇沟。

(4) 面部轮廓调整：苹果肌、太阳穴、下颏、瘦脸等。

3. 与埋线提升技术联合应用的原则

埋线提升是最近几年较火热的项目，疗效显著、安全性高，自从 2015 年国内某品牌的线取得 CFDA 批文后，开展得更为普遍。作者较早开展埋线的临床操作，并结合传统的肉毒毒素、玻尿酸注射法，提出“毒、线、玻”三位一体治疗的理念，充分发挥各项目的优势，可取长补短、减少用量、增加疗效。

与肉毒毒素联合使用常见的组合：

(1) 中面部埋线 + 鼻唇沟填充 + 提上唇鼻翼肌松解。

(2) 下面部埋线 + 下颌缘提升。

(3) 上面部埋线 + 额纹注射。

要注意，上面部埋线的组合，最好先注射肉毒毒素去额纹 7~10 天后再进行，一来可缓解注射额纹后眉下垂的副作用；二来可使松弛的额肌张力减轻，使线的提升效果更佳。

切勿同时进行，埋线可使局部水肿，若同时注射肉毒毒素可能会使肉毒毒素弥散度增加，严重者向下弥散影响提上睑提肌的功能，导致睁眼无力的副作用。

4. 与手术联合应用的原则

医学上尽量减少损伤的原则，能不手术尽量不手术，能微整形达到的效果尽量不手术。

微整形并非万能，注射解决不了的问题，切勿勉强解决，该手术时还得手术，如鱼尾纹注射后，眼袋加重，下睑皱纹无法使用肉毒毒素缓解，务必进行眼袋手术（图 4.32）。

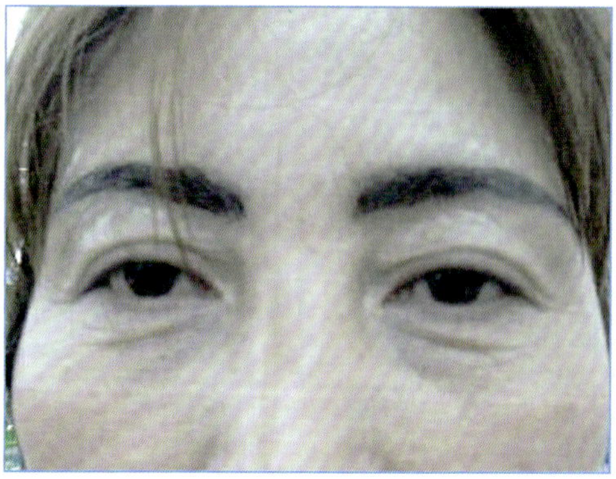

图 4.32 超过肉毒毒素治疗极限的下睑皱纹

额纹注射后，重睑变窄甚至消失（图 4.33~ 图 4.35），上睑皮肤松弛症状进一步加重，这些肉毒毒素造成的副作用，均需要依靠手术来解决。

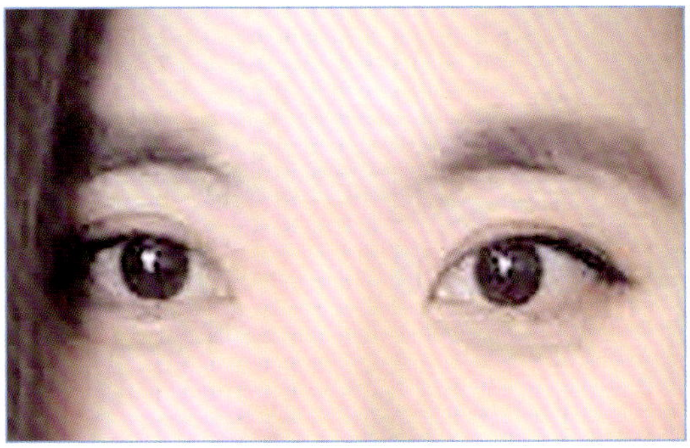

图 4.33 术前患者的重睑

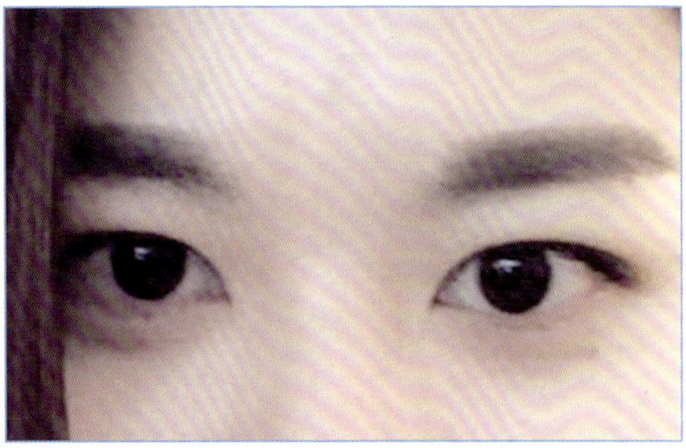

图 4.34 肉毒毒素额纹注射后重睑消失

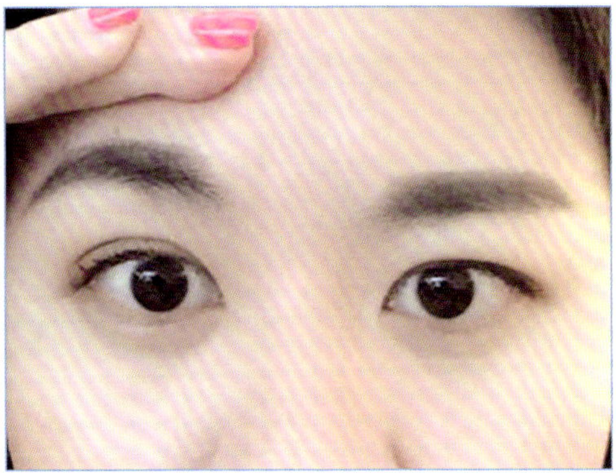

图 4.35 模拟提眉手术效果

逆向考虑，手术后造成相应的并发症，也需使用肉毒毒素注射来缓解，如上睑皮肤切除过多，导致瞪眼感、闭眼不全，通过眉上少量肉毒毒素注射使眉下降，可缓解症状。

作者最常使用的是眼袋切除皮肤过多，导致下睑外翻，尤其处于疤痕挛缩期时，下睑“禁区”少量注射肉毒毒素反而可以使外翻症状得到缓解（图 4.36）。

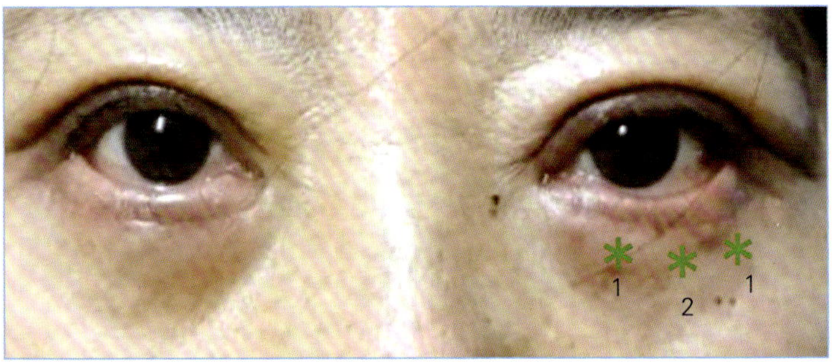

图 4.36 对于眼袋手术后外翻的患者，肉毒毒素是一个非常好的辅助治疗

另有些天生眉形高度不一，单纯手术无法调整重睑宽度对称者，可单侧少量注射肉毒毒素，使眉下降得到更为对称的效果。

颏部假体植入后，习惯性地注射少量肉毒毒素放松颏肌，可使假体更加稳定，不易移位，颏部形态更加自然和谐。

假体隆胸时使用肉毒毒素松解胸大肌，减少张力，增加柔软度，已被不少医生作为常规方式在使用。

合理利用，排列组合方法更多。

5. 与激光治疗联合应用

(1) 注射玻尿酸、肉毒毒素后，结合点阵激光可改善细纹。

(2) 配合射频可达到提升紧致的效果。

(3) 结合强脉冲光全脸嫩肤可改善细小皱纹、淡化色斑、均一肤色。

(4) 超声刀深层提升 + 肉毒毒素松解。

(5) 准长脉宽激光或长脉宽 1064（白瓷娃娃），可达到嫩肤、缩小毛孔、改善肤色的效果。

Part 7　安全注射的几个要领

一切安全第一，最后再总结一下肉毒毒素的安全要素。

(1) 宁少勿多。

(2) 宁浅勿深。

(3) 勿滥混用。

(4) 某些毒品可能会加重肉毒毒素的反应，虽无太多太严谨的临床证明，但是不给吸毒者注射为一条基本原则本身并无任何不妥。

(5) 严禁假药。

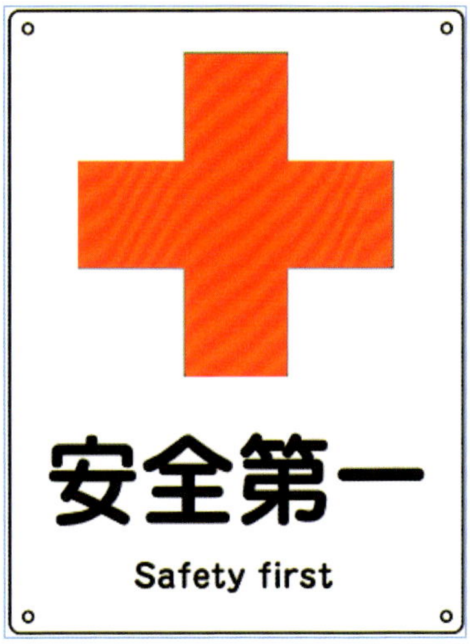

附录一　A 型肉毒毒素医疗美容治疗知情同意书

请仔细阅读并确保您已经理解本文及其相关信息

致求美者：

您已经被告知您的皮肤状况和建议采取的治疗及其相关潜在获益和风险。希望本文不会引起您的恐慌和不安，其目的只是希望尽可能全面地让您了解肉毒毒素，以便您可以决定是否接受医生所建议的治疗。

我__________________________________（姓名、年龄、性别、身份证号）

目前住址和联系电话____

我已经同意在________________（医院）由______医生（医生姓名）使用（保妥适 / 衡力）来改善我的面部表情纹。

将肉毒毒素注射入需要治疗的肌肉时会减弱肌肉的力量，从而有助于减少面部的表情纹。

医学实践本身不是一种精密科学，因此不能保证一定能达到预期的治疗效果。我理解我可能需要数次就诊来完成整个治疗。

我已经知道，当小剂量的肉毒毒素注射入一块肌肉时将减弱其力量。肉毒毒素的起效时间为 4~7 天。疗效通常持续 4 个月，可以或长或短。

我明白当注射起效后，被注射的肌肉的功能会受到影响（例如如果注射了控制皱眉的肌肉，我将不能皱眉），但几个月后就会失效，这时可能需要再次治疗。

风险和不良反应：

不良反应和并发症并不常见且通常很轻微。偶尔注射后会发生头痛、轻度肿胀和 / 或瘀血。注射后几周内临近肌肉的肌力可能减弱，如可能会暂时引起眼睑或眉毛下垂。这可能会持续 2~3 周。我已经被告知该治疗所涉及的相关风险、预期的治疗效果、可选择的其他治疗方式以及可以不做任何治疗。

我已经知道，注射后一段时间不要揉搓注射部位。注射后应该保持直立体位（坐、立）4 小时，以避免如枕头等物体对面部产生的压力。

我并没有得到注射后会百分之百达到预期治疗效果的承诺。

怀孕等医学健康状况：

我确认我没有怀孕、没有任何精神性疾病。如果有任何过敏性疾病、自身免疫性疾病、正在服用任何药物或中草药制剂，我会告知我的医生。

我同意本文已经给了我充足的信息、同时可以取代先前任何口头和书面的公开信息。我认可我已经阅读、并且完全理解上述内容，同时我的问题也得到了充分的讨论和解答。在此，我自愿同意在不放弃合法权利的前提下，承担上述列明之风险，接受肉毒毒素注射。

患者签名：____________________　　日期：____________________

医生签名：____________________　　日期：____________________

附录二　A 型肉毒毒素局部注射知情同意书

请您仔细阅读这份知情同意书，提出有关疑问，决定是否同意进行肉毒毒素注射治疗。

A 型肉毒毒素主要应用于局部肌张力异常增加的治疗，可用于上肢运动神经元综合征、痉挛性斜颈、眼睑痉挛、面肌痉挛、构音障碍、咬肌痉挛以及其他疾病的治疗。

禁忌证：肢体软瘫、神经肌肉接头传递障碍性疾病（如重症肌无力）、妊娠及哺乳期、发热期或正在使用氨基类抗生素、有肉毒毒素过敏史等。

本项治疗经国内外多年的临床应用及严格的临床实践已证实有较高的安全性并被广泛应用，只要和医务人员配合，一般均能顺利完成。但因患者的健康状况、个体差异及某些不可预测的因素，在 A 型肉毒毒素局部注射过程中及注射后，可能出现以下副作用：

1. 注射区域酸胀不适，局部有麻木感、疼痛（可短期缓解）；
2. 注射部位局部出血、感染；
3. 注射部位周围肌群无力，可影响呼吸和吞咽（此副作用全部或大部分可逆转）；
4. 出现过敏、流感样症状，极少数患者出现严重过敏性反应；
5. 肉毒毒素注射治疗无效；
6. 注射部位肌肉无力引起的症状包括：表情不自然、眼干或流泪 、额纹不对称、上睑下垂、闭目不紧、视物模糊、口角歪斜、吞咽困难，严重者可导致误吸、抬头无力、咀嚼无力等；
7. 其他少见及难以预测的副作用。

A 型肉毒毒素局部注射治疗一般在 4 ～ 7 天内起效，缓解痉挛状态的作用维持 3 ～ 6 个月。其副作用（局部肌无力症状）一般随药效消失而逆转。治疗医生应按医疗操作常规认真准备，仔细观察和操作，最大限度地避免副作用的发生，一旦出现副作用，应及时就诊，采取相应的治疗措施。

目前您需要进行肉毒毒素注射治疗的疾病的诊断为：

____

在没有给予您知情并获得您签署的书面同意前，医生不会对您施行注射。在肉毒毒素注射治疗实施前的任何时间，您都有权接受或拒绝本次治疗。在您仔细阅读该知情同意书及作出决定前，医生将会给您解释上述内容。 您以下的签名表示：

① 您已阅读并理解、同意前面所述的内容；

② 您的医生已将以上情况向您作了充分的解释；

③ 您已经了解了肉毒毒素局部治疗的相关信息；

④ 您授权并同意医生为您施行上述肉毒毒素局部治疗。

患者签名：______________________　　日期：______________________

医生签名：______________________　　日期：______________________

后记

很幸运，多年之前我就遇到了肉毒毒素，并且在接下来的几年里对肉毒毒素的了解越来越深。对于治疗、对于美容，肉毒毒素都有神奇的功效，这是上帝赐予人类的一笔财富！

然而，肉毒毒素作为常规治疗手段尚未精确地载入教科书，甚至民众仍然谈“毒”色变，舆论对肉毒毒素的评价并不客观公正，我们有必要在相关领域建立一套适合黄种人的标准化注射体系，以求不断探索进步。

感谢胡兴越教授在本书创作过程中毫无保留地付出和理解，感谢我的好朋友孙毅医生在平时工作中对我的支持和鼓励，感谢各位专家学者提供的经验及学术资料，感谢越禧团队制作的精美图谱。

《面部密码 肉毒毒素注射手册》是一个全新的开始，多年后的我们一定会老去，但是回首岁月，会发现在有生之年，一群志同道合的人在一起做了一件有意义的事情，没有辜负我们的青春。我愿意全力以赴为肉毒毒素事业的发展贡献微薄的力量，助力肉毒毒素领域一点一滴地革新、规范，让这份上帝的礼物真正地绽放光芒！

肉毒毒素——柔和了生活，也惊艳了时光！

骆 叶

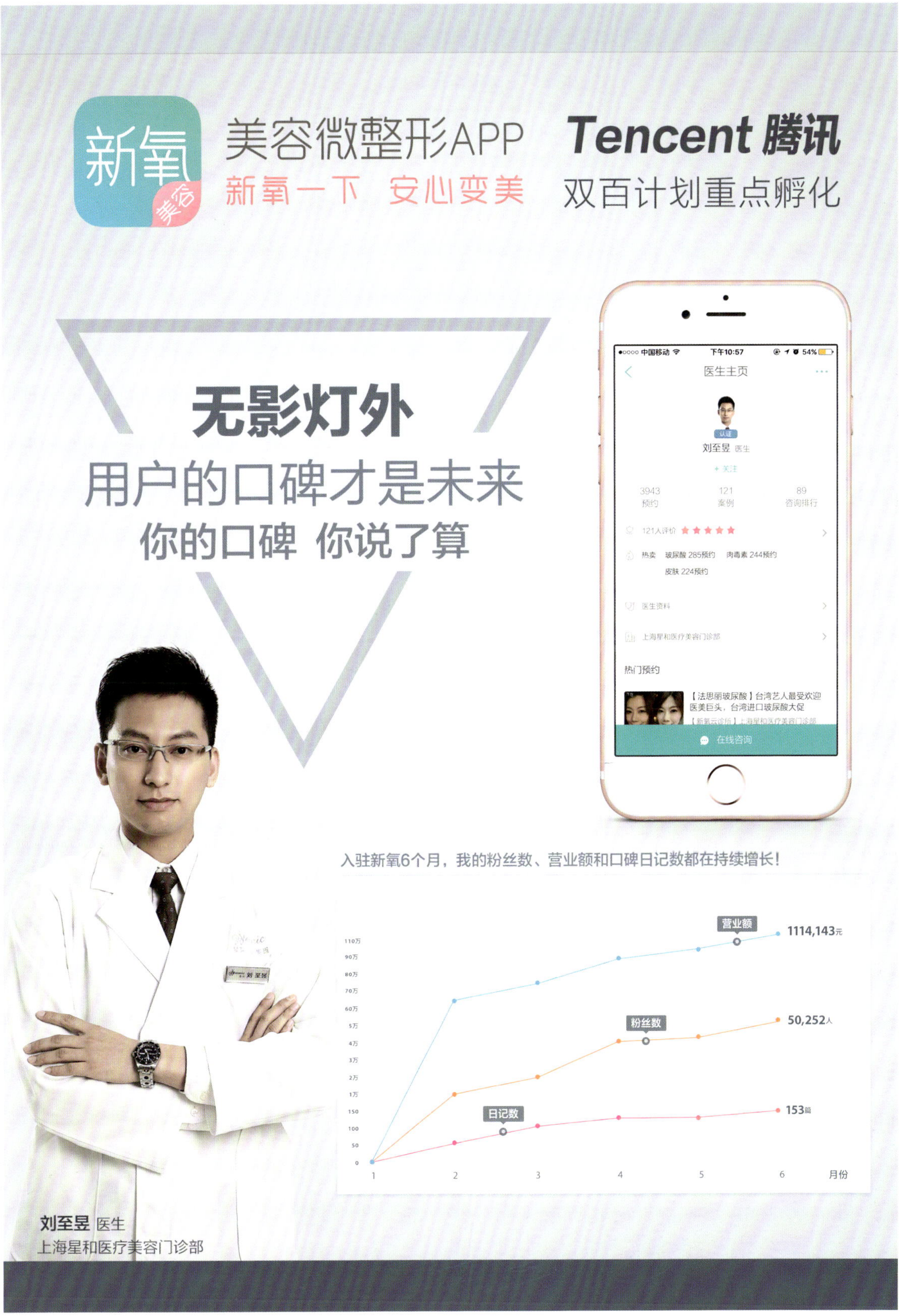

新氧
美容
美容微整形APP
新氧一下 安心变美
Tencent 腾讯
双百计划重点孵化
无影灯外
用户的口碑才是未来
你的口碑 你说了算
●○○○○ 中国移动
下午10:57
54%
医生主页
认证
刘至昱 医生
+ 关注
3943
预约
121
案例
89
咨询排行
121人评价
热卖 玻尿酸 285预约 肉毒素 244预约
皮肤 224预约
医生资料
上海星和医疗美容门诊部
热门预约
【法思丽玻尿酸】台湾艺人最受欢迎
医美巨头，台湾进口玻尿酸大促
在线咨询
入驻新氧6个月，我的粉丝数、营业额和口碑日记数都在持续增长！
营业额
1114,143元
粉丝数
50,252人
日记数
153篇
110万
90万
80万
70万
60万
5万
4万
3万
2万
1万
150
100
50
0
1
2
3
4
5
6
月份
刘至昱 医生
上海星和医疗美容门诊部

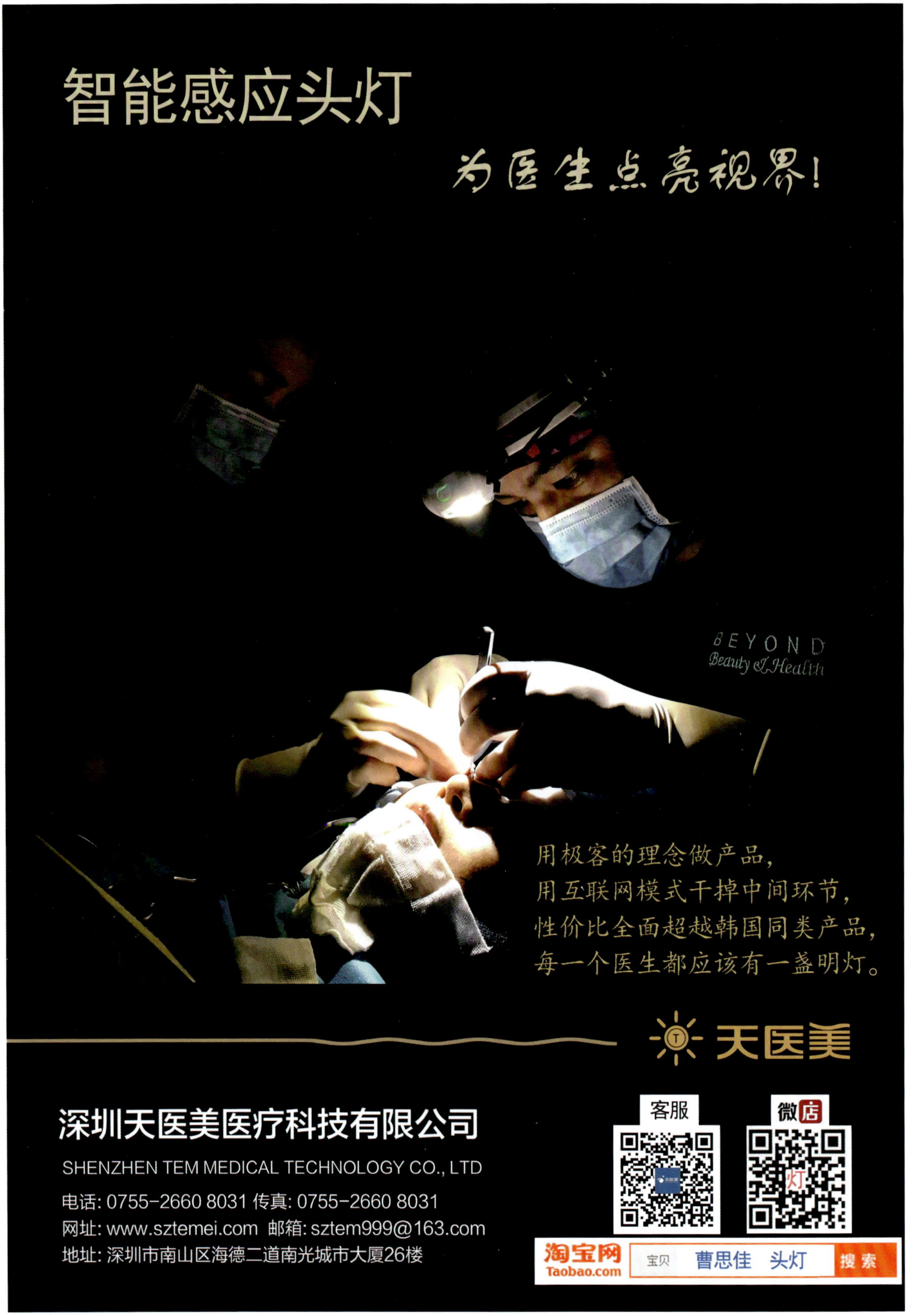
智能感应头灯
为医生点亮视界!
BEYOND
Beauty & Health
用极客的理念做产品,
用互联网模式干掉中间环节,
性价比全面超越韩国同类产品,
每一个医生都应该有一盏明灯。
天医美
深圳天医美医疗科技有限公司
SHENZHEN TEM MEDICAL TECHNOLOGY CO., LTD
电话: 0755-2660 8031 传真: 0755-2660 8031
网址: www.sztemei.com 邮箱: sztem999@163.com
地址: 深圳市南山区海德二道南光城市大厦26楼
客服
微店
淘宝网
Taobao.com
宝贝
曹思佳 头灯
搜索